大展好書　好書大展

品嘗好書　冠群可期

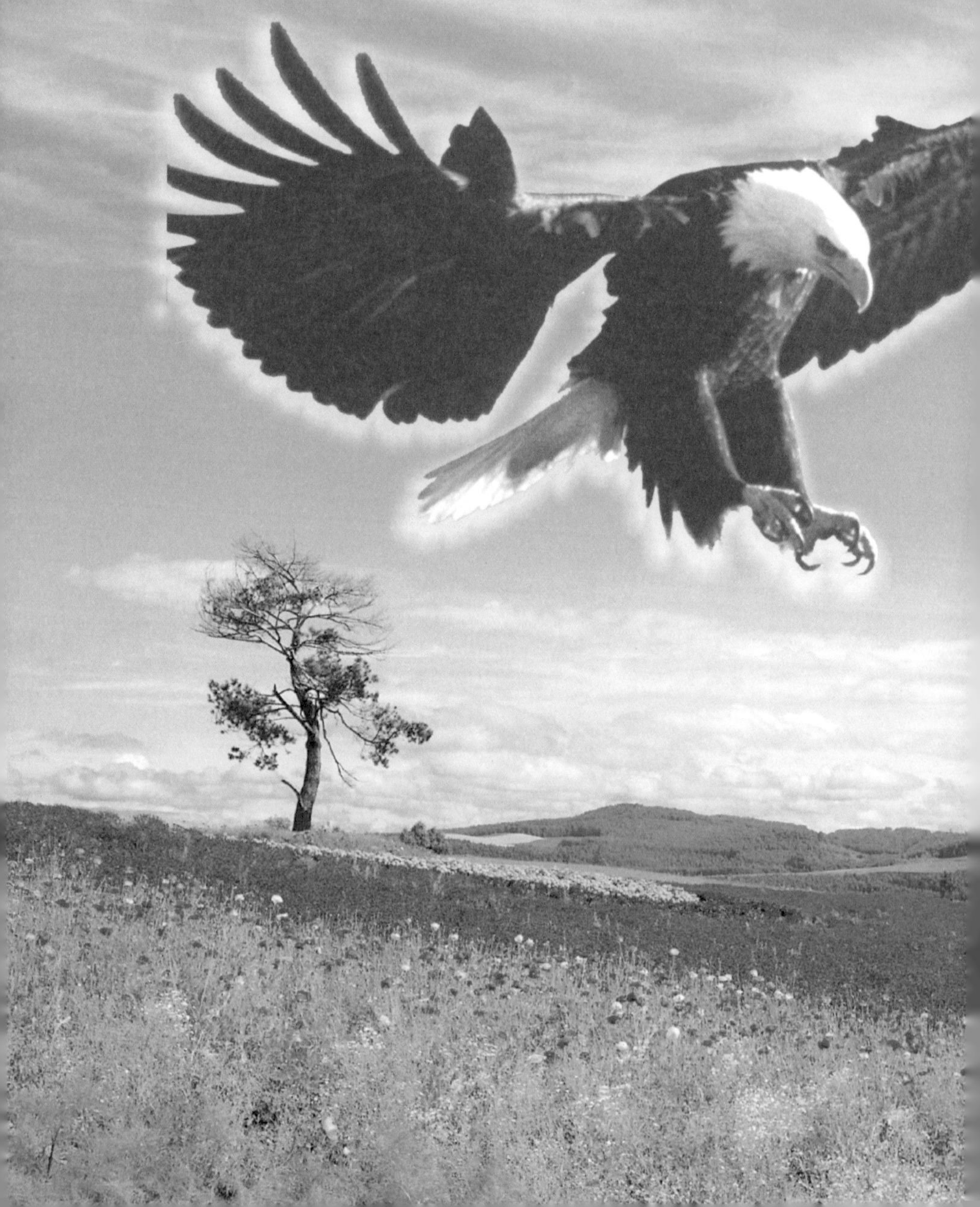

大展好書　好書大展

品嘗好書　冠群可期

導引養生功 9

導引養生形體詩韻

附教學光碟

張廣德◎著

大展出版社有限公司

國家圖書館出版品預行編目資料

導引養生形體詩韻／張廣德 著
－初版－台北市：大展，2006【民95】
面；21公分－（導引養生功；9）
ISBN 957-468-458-X（平裝：附光碟片）
1.氣功
411.12 95005025

北京體育大學出版社·北京體育大學音像出版社
授權中文繁體字版

導引養生形體詩韻

ISBN 957-468-458-X

著　　者／張廣德
發 行 人／蔡森明
出 版 者／大展出版社有限公司
社　　址／台北市北投區（石牌）致遠一路2段12巷1號
電　　話／(02)28236031·28236033·28233123
傳　　真／(02)28272069
郵政劃撥／01669551
網　　址／www.dah-jaan.com.tw
E-MAIL／service@dah-jaan.com.tw
登 記 證／局版台業字第2171號
承 印 者／弼聖彩色印刷有限公司
裝　　訂／建鑫印刷裝訂有限公司
排 版 者／ERIC視覺藝術
初版1刷／2006年（民95年）5月
定價350元

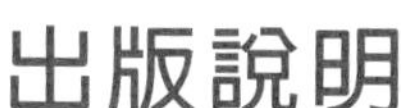

出版說明

導引養生功是透過意識的運用、呼吸的控制和形體的調整，使身心健康優化的自我經絡鍛鍊方法。它是以人體各系統發病的病因、病理為依據，以中國醫學的整體觀念、陰陽五行、臟腑經絡、氣血理論和現代醫學有關理論為指導，把導引和養生、肢體鍛鍊和精神修養融為一體的經絡導引術，是人們通往身心健康、延年益壽的一門綜合性新學科。

導引養生功的關鍵技術是辯證施治，其創新點是對症練功，概括起來，具有五個大特點，即「五性」和「五結合」：① 功醫結合，對症施功，功到病除，具有針對性；② 中西的結合，醫理科學，辯證論治，具有哲理性；③ 練養結合，尤重養生，修身養性，具有全面性；④ 動靜結合，三調一體，形神共養，具有整體性；⑤神藝結合，動作優美，語言形象，音樂高雅，具有藝術性。被譽為武術運動的一個新發展，武術的金項鏈。

30 年來的推廣實踐和臨床應用均證明，人們無病時可用於預防，有病時可用於治療，病後又可用於康復。其術之簡易，其用之宏大，得到專家、學者的充分肯定和中國政府的正式承認，於 1992 年榮獲國家體育科學技術進步獎。

目前，《導引養生功》已經被翻譯為英、日、韓、意、德、法等六國文字出版，受到了國內外廣大朋友們的熱烈歡迎。

由於購買者頗多，為了滿足廣大導引養生功愛好者的需求，我社決定對張廣德先生所創《導引養生功》功法分卷修訂，與完整的教學光碟配套，重新出版。該書圖文並茂，彩色製版，圖像清晰，易學易練，很便於大家學習。

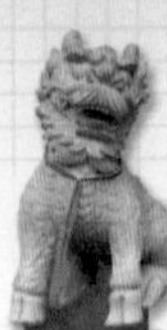

作者簡介

張廣德，男，字飛宇，號鶴齡燕人，1932 年 3 月生，河北省唐山人，教授，中華武林百傑，中國武術八段。

第一代武術研究生，曾任北京體育大學導引養生學研究室主任，中國高等教育學會導引養生學專業委員會會長，現任北京體育大學導引養生中心名譽主任。

1959 ~1963 年，先後畢業於北京體育學院（現北京體育大學）本科和研究生部。畢業後留校任教及從事科研工作。

40 多年來，在武術教學中，張教授以「摸規律、抓特點」為治學之本，培養了一批著名的武術人才；在研創養生太極體系中，以易學的哲理及中國醫學中的經絡學說、陰陽五行學說和氣血理論為指導，取得強身健體、防治一些慢性疾病的顯著效果；在創編導引養生功體系中，以系統性、科學性、實效性、藝術性和廣泛適用性等「五性」為宗旨，以易、醫、功、藝、美、樂「六位一體」為核心，筆觸嚴謹，銳意創新，得到了專家承認。在傳授養生太極和導引養生功時，以真心、熱心、耐心「三心」為原則，受到了群衆的熱烈歡迎。目前，該功已推廣到五大洲，據不完全統計，以導引養生功為媒介，有 60 多個國家和地區與我校有著密切交往。

張教授所創編的導引養生功，1992 年榮獲國家體育科學技術進步獎；1993 年張教授榮獲國務院頒發的「為高等教育事業做出突出貢獻」榮譽證書，並享有專家特殊津貼待遇；1996 年導引養生功首批被列為國家全民健身計劃推廣項目；1999 年國家體育總局又授予他體育科技榮譽獎；2002 年史康成校長代表北京體育大學再次授予他「在導引養生功的創編和推廣工作中作出了重要貢獻」的獎牌和證書等。

張教授在教研之餘有著書共 19 卷：《自律調節養生術》、《導引養生功· 功法卷（上）》、《導引養生功· 功法卷（下）》、《導引養生功· 功理卷》、《導引養生功· 養生卷》、《導引養生功· 答疑卷》、《養生太極掌（1）》、《養生太極掌（2）》、《養生太極掌（3）》、《養生太極劍（短袍）》、《導引養生· 形體詩韻》、《十四經脈圖解》、《導引養生功圖解》、《兒童意念健身功》、《擒拿百則》、《武術入門》、《導引養生功標準教程· 基礎篇》、《導引養生功標準教程· 強心篇》、《導引養生功—學校教材》等約 400 多萬字，發表導引養生功和武術、太極拳論文 20 餘篇。其中，多篇論著分別榮獲北京體育大學學術研討會、全國武術學會論文報告會、中國體育科學大會及亞洲體育科學討論會一等獎、二等獎和優秀獎。

張教授曾多次遠赴日本、法國、德國、澳大利亞、新加坡、荷蘭、比利時、奧地利、英國、葡萄牙、西班牙、義大利、美國等 10 多個國家講學，為弘揚中國養生文化，促進國際間友好往來和中西方文化交流做出了很大的貢獻。

張教授現在雖已退休，但他退而未休，除了繼續在國內外普及、傳播中國養生文化外，還精心撰寫著「養生太極體系」中的《養生太極劍（長袍）》、《養生太極操》、《養生太極扇》、《養生太極刀》和導引養生功標準教程「益肺篇」、「補脾篇」、「固腎篇」等養生專著。

「欲明人者先自明」，是張教授教書生涯中崇尚的名言；「不爭春榮，笑迎秋霜」是他的人生追求。

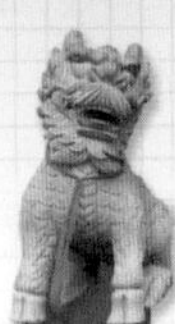

編者寄語

健康長壽是每個人的美好願望。千百年來，不少醫家、養生學家都在尋求延年益壽的方法，積累了豐富的經驗和理念，為中華民族的繁衍和發展壯大作出了重大貢獻。

隨著社會的進步，經濟、文化的發展，人們的生存條件日益改善，物質文明和生活水準有了顯著提升，使人類的壽命明顯延長，全世界（包括我國在內）面臨著人口老齡化的挑戰。目前，健康已成為現代人的第一需要。

什麼是健康呢？在過去很長的時間裏，人們一直認為「不生病就是健康」。然而，錯了！實際上健康並非無病，無病也不等於健康。世界衛生組織（WHO）給健康下了這樣的定義：「健康不僅是不生病，而且是身體上、生理上和社會適應上的完好狀態。」這就告訴我們，健康不單純是指生理健康，還包括心理健康和對複雜社會的良好適應能力。

還有一組數據值得注意，經專家研究、統計發現，目前健康人群只佔 15%，疾病人群佔 15%，有 70% 左右人群屬於第三狀態，即亞健康狀態（包括所有人群）。由於中老年人隨著年齡的增長，身體中的各種「零件」已逐漸老化了，抵抗力降低了，在 70% 的亞健康人群中，其比例佔了多數。這就給我們每個人、特別是中老年人，提出了新課題，即是在新的環境下如何保持健康、獲得長壽？

我們知道，所謂的亞健康狀態是健康與疾病兩者之間的過渡狀態，也可稱為「轉機期」。這個「轉機期」具有雙重性，一種是向穩定、積極、良好的方向轉化，稱為「生機」，使身體由弱變強、使病患者得以康復。一種是向異常、消極、不好的方面發展，稱為「殺機」，變身體機能越來越弱、疾病日趨嚴重，甚至危及生命。

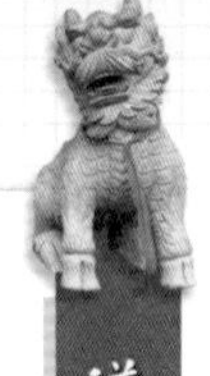

導引養生功體系的編創，考慮了「第三狀態」對人體健康發展、轉歸的雙重性，體現世界衛生組織關於健康新概念的精神；系統地貫徹了身心共同健康的原則，響應和遵循著 2000 年 8 月中共中央、國務院作出的《關於加強老齡工作的決定》精神，試圖為廣大群眾提供一個身心共同健康的「舞臺」，為辛勤工作了大半輩的老年朋友奉獻一份愛心，同時，也使得筆者有機會和大家一起美化「夕陽」，共享晚年之樂，這是我多年來的心願。

期望導引養生功的愛好者、參與者們，身體力行，建立科學的生活方式，養成良好衛生習慣，努力培養「自我保健」意識，健康長壽，活過百歲，盡享天年，指日可待。正如南北朝時陶弘景所說：「我命在我不在天」（《養性延命錄》）。也正如三國時期曹操所言「盈縮之期，不但在天，養怡之福，可得永年」。

最後，衷心地祝願大家身心健康，學習成功！

張廣德

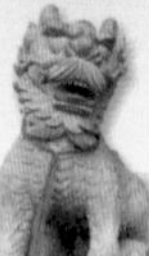

目錄

一、導引養生形體詩韻

（導引養生功之歌）

第一段　導引晨曲

曙光映天際，晨曦驅夜空，
花草吐清新，微風拂蒼松，
蕭瑟聲波起，萬衆共羽宮，
俯仰舒百骸，吐納暢心胸。

第一式　聞雞起舞

1. 併步站立，周身放鬆，怡然自得，準備練功。

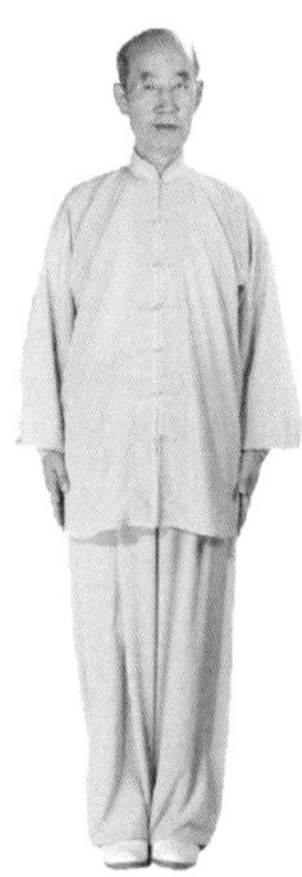

小知識

要長生，小便清；要長活，小便潔。

——《養生雜記》

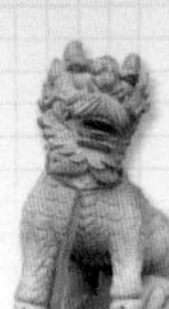

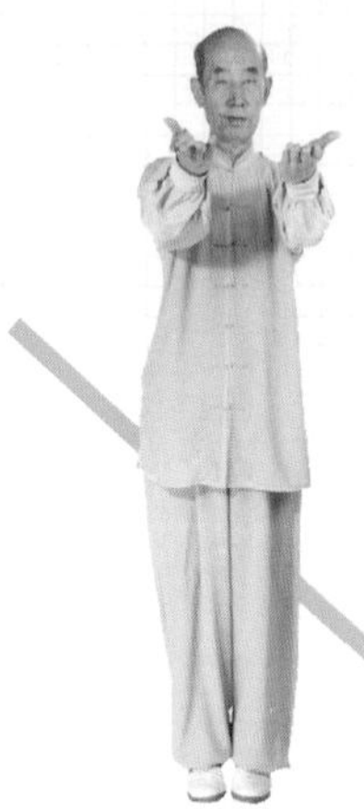

2. 百會上頂，腳跟拔起；同時，兩臂外旋伸直，兩掌前擺至與肩平，掌心朝上，小指稍上頂；眼平視前方。

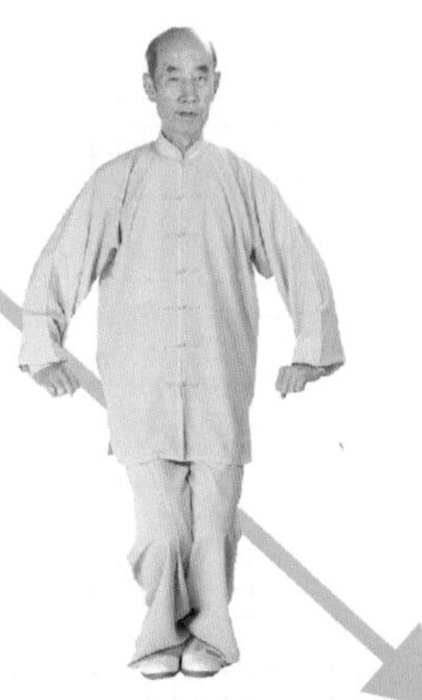

3. 腳跟落地，兩腿下蹲；同時，兩臂內旋，兩掌下落 10 公分時輕握拳拉至腿側，中衝點勞宮，拳心朝下，拳眼朝裏，離腿 10 公分；眼平視前方。

名稱內涵 聞雞起舞	「聞雞起舞」一詞出自《晉書・祖逖傳》。祖逖自幼胸懷大志，在晉武帝時，與好友劉琨同為司州主簿，二人情同手足，共被同寢。每當談論到天下大勢，總是慷慨激昂，義憤滿懷。夜半時分，他們聽到雞叫，就披衣起床，拔劍起舞，磨礪意志，鍛鍊身體。後以「聞雞起舞」比喻有志之士及時發憤。 「聞雞起舞」不僅是舒心平血功的第一式，也是《導引養生形體詩韻》中的第一式，其目的是鼓勵練功者奮發圖強，堅持始終，發揚導引養生功不藥而醫的特點，達到健康長壽的目的。

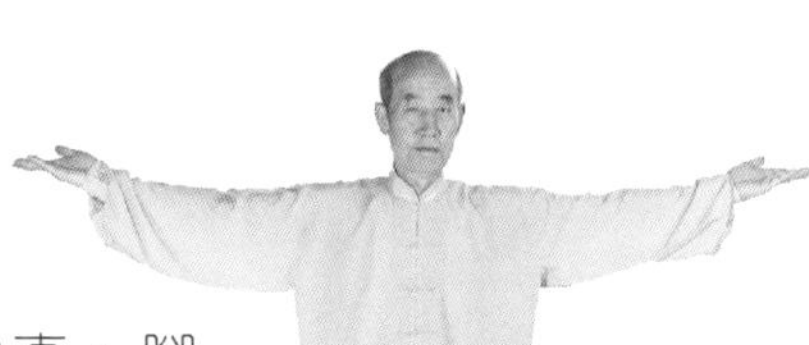

4. 百會上頂，兩腿伸直，腳跟拔起；同時，兩拳變掌分別向體側直臂托起，高與肩平，掌心朝上，小指稍上頂；眼平視前方。

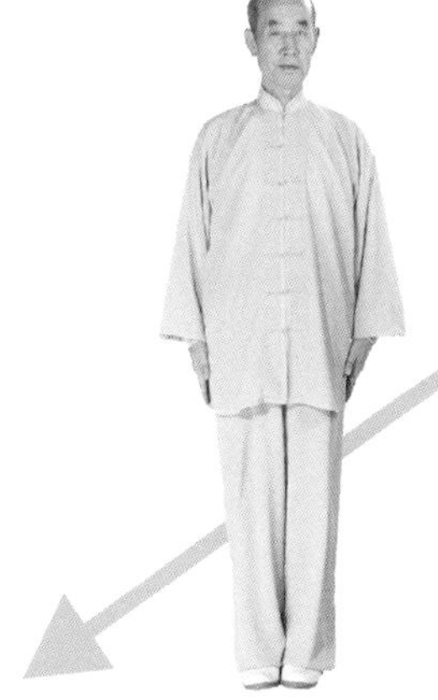

5. 腳跟落地，兩腿伸直；同時，兩臂內旋兩掌垂於體側；眼平視前方。

要點提示：

1.起身時，舒胸沉肩，身體中正，腳跟儘量提起；下蹲時，鬆腰斂臀，兩膝相靠，腳跟慢慢落地，下蹲程度因人而異，不要強求一致。

2.中衝點勞宮穴時稍用力，點後立即慢慢鬆開。

3.意守勞宮。

小知識

白日莫閒過，青春不再來。

——（唐）林寬《少年行》

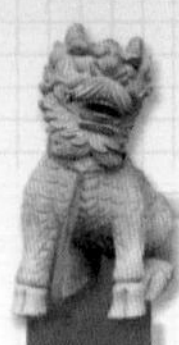

第二式　白猿獻果

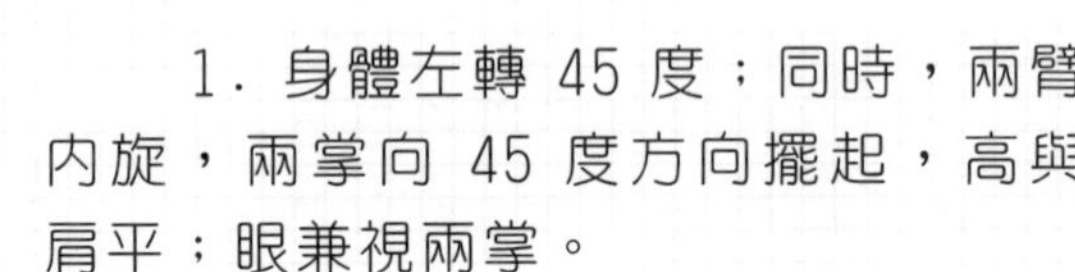

1. 身體左轉 45 度；同時，兩臂內旋，兩掌向 45 度方向擺起，高與肩平；眼兼視兩掌。

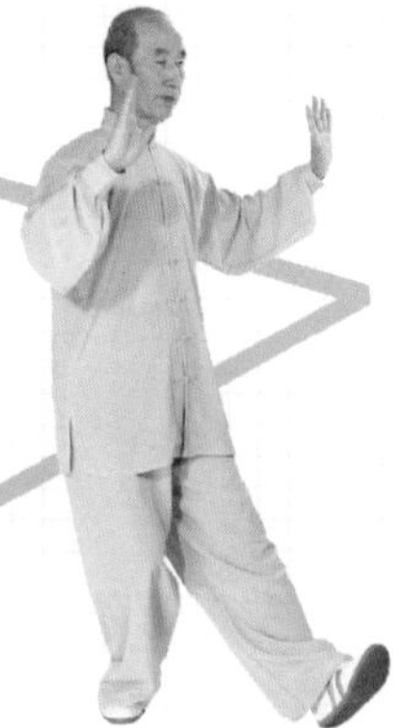

2. 重心右移，右腿彎屈，左腳向左前方上步，腳跟著地成左虛步；同時，兩臂稍外旋沉肘，將兩掌收於肩前；眼平視左前方。

3. 重心前移，右腳上步腳尖點地成右虛步；同時，兩掌分別向左右前下方按掌，繼而向前上方捧托獻送，中指端高與眼平，小指略上頂；眼兼視兩掌。

名稱內涵　白猿獻果

猿，哺乳動物，身體特徵與人類最相近，例如：有複雜的腦、相似的盲腸蚓突、廣闊的胸廓、扁平的胸骨等，與猴的主要區別是，沒有尾巴、臀疣（除長臂猿外）和頰囊等。猿是人類遠祖（古猿）進化過程中的一個分支，故古人曾將猿奉為神。

《導引養生形體詩韻》中的「白猿獻果」，是將猿喻仙，以仙喻人，手捧仙桃，祝人長壽。

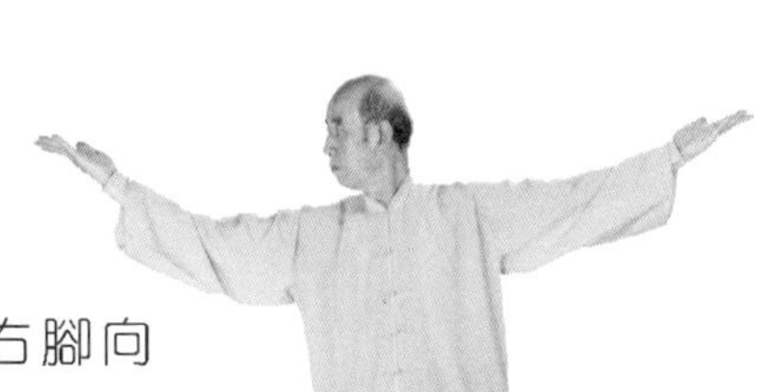

4. 身體向右轉正，右腳向原位撤步，隨之重心移至右腳，左腳跟側蹬；同時，兩掌心朝上向兩側平擺；眼看右掌。

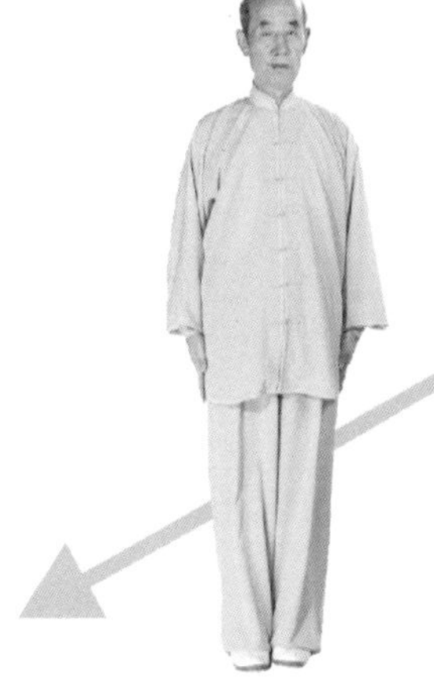

5.左腳向右腳併攏，隨之兩腿徐緩伸直；同時，兩掌經面前下按垂於體側成併步站立勢；眼平視前方。

要點提示：

1. 成虛步時要鬆腰斂臀，上體中正，百會上頂。

2. 兩臂的旋轉幅度宜大；沉肩垂肘；獻果時，兩掌要有一個按、托、捧、獻的過程；成弓步時，要沉髖、墜襠；上下肢協調一致。

3. 中衝點勞宮穴時，要稍用力，時間宜短暫。

4. 意守勞宮。

小知識	食飲、衣服、居處、動靜，由禮則和節，不由禮則觸陷生疾。——《荀子》

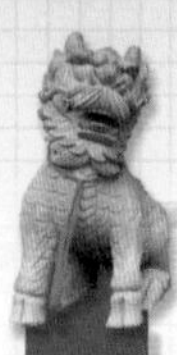

第三式 摘星換斗

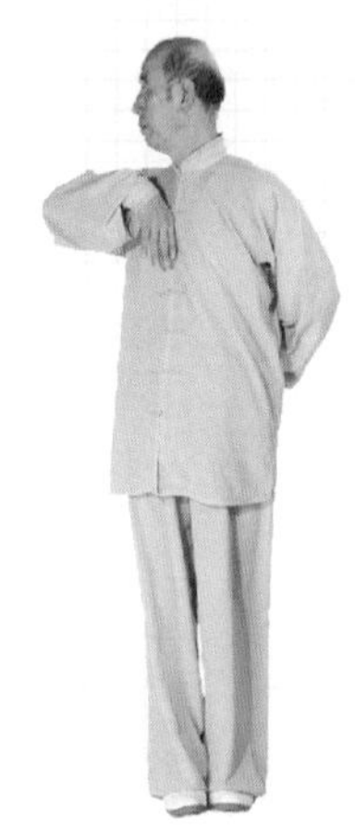

1. 身體右轉，腳趾上蹺；同時，左掌背貼於命門；右臂內旋右掌合谷輕貼任脈上提至胸前；眼向右平視。

名稱內涵 摘星換斗

星，用肉眼或望遠鏡能看到的天空中發亮的天體（不包括彌漫狀、雲霧狀的天體）都稱為星，按其物理性質和運動狀態可分為恒星、行星、衛星、小行星、彗星和流星。

斗，指北斗星。即指在北天排成斗（或杓）形的七顆亮星。這七顆星的名稱是：①天樞②天旋③天璣④天權⑤玉衡⑥開陽⑦搖光，北斗星常被當作指示方向和認識星座的重要標誌。

《導引養生形體詩韻》中的「摘星換斗」，是指在轉體情況下，伸臂托掌勾摘，彷彿舉臂摘取天上的星星，更換為「北斗」，即體現人之成就猶如北斗星那樣有聲望，又暗示著福星高照，好運當頭，還意味著科學練功，不迷失方向。

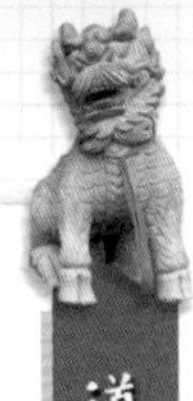

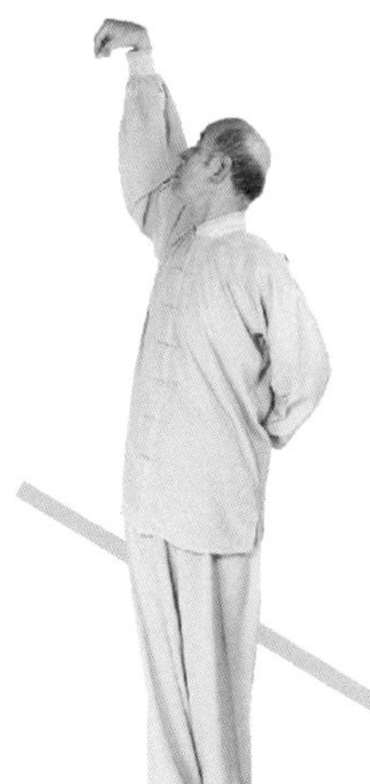

2. 身體繼續右轉，腳趾抓地；同時，右臂繼續內旋，右掌經肩上向右後上方伸臂托掌勾摘；左掌背仍貼於命門；眼看右勾手。

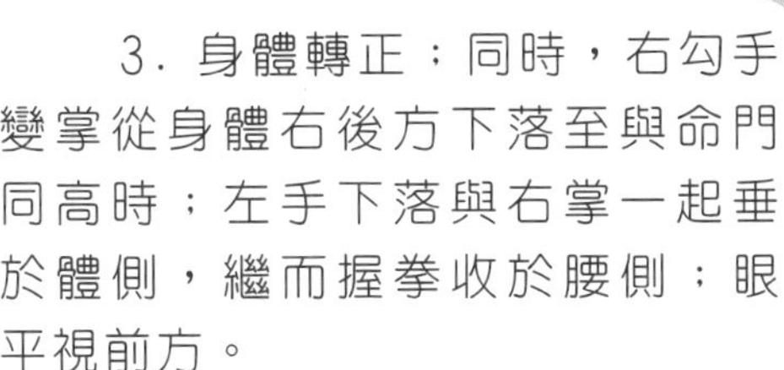

3. 身體轉正；同時，右勾手變掌從身體右後方下落至與命門同高時；左手下落與右掌一起垂於體側，繼而握拳收於腰側；眼平視前方。

要點提示：

1. 意守丹田。

2. 摘星時，舒胸展體，並以提腕伸臂之力將手變為勾手。

3. 身體左右轉動幅度宜大，上體中正，切勿左傾右斜，前俯後仰。

4. 提腕成勾手與腳趾抓地宜同時完成。

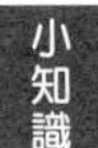

小知識

五味入口，不欲偏多。故酸多傷脾，苦多傷肺，辛多傷肝，鹹多則傷心，甘多則傷腎。 ——《抱朴子》

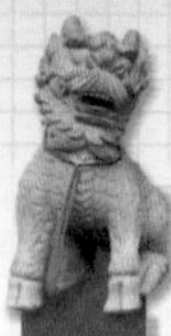

第四式　鳳凰旋窩

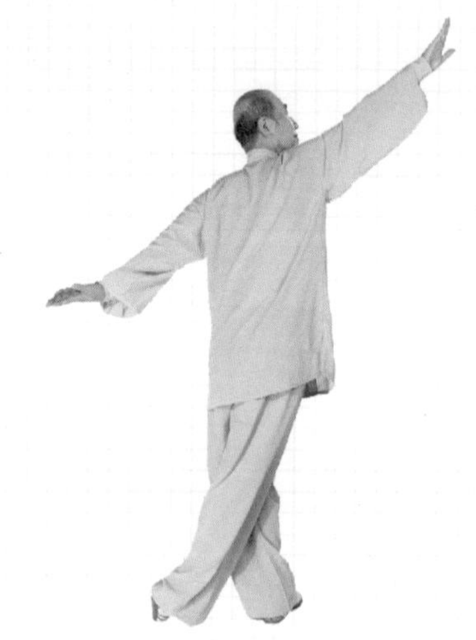

1. 重心右移，右腿半蹲，隨身體左轉左腳向左開步，腳尖外擺；同時，兩臂內旋兩拳變掌坐腕後撐；繼而身體繼續左轉，重心移至左腳，右腳跟提起；同時，兩掌放鬆，右掌向左、右上擺至頭的右上方；左掌伸向後下方；眼看右掌。

名稱內涵 鳳凰旋窩	鳳，古代傳說中的一種瑞鳥，鳳凰的簡稱。是四靈之一，百禽之王。其形據《爾雅・釋鳥》郭璞注：「雞頭、蛇頸、燕頷、龜背、魚尾、五彩色，高六尺許。」《孟子・公孫丑上》：「鳳凰之於飛鳥。」《史記・日者列傳》：「鳳凰不與燕雀為群。」 《導引養生形體詩韻》中的「鳳凰旋窩」，是借用鳳凰起落飛翔之舞姿，來體現練習者兩腿交叉下蹲成盤根步的優美之形。

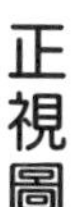

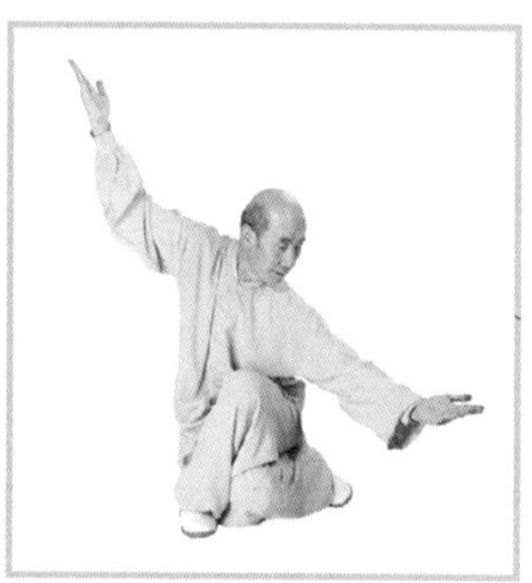

2. 兩腿下蹲成盤根步；同時，兩臂外旋呈鳳凰展翅狀，右掌高於肩，掌指斜朝上；左掌高與胯平，小臂平行地面，掌心朝上；眼看左掌。

3. 兩掌中指腹分別點按翳風。

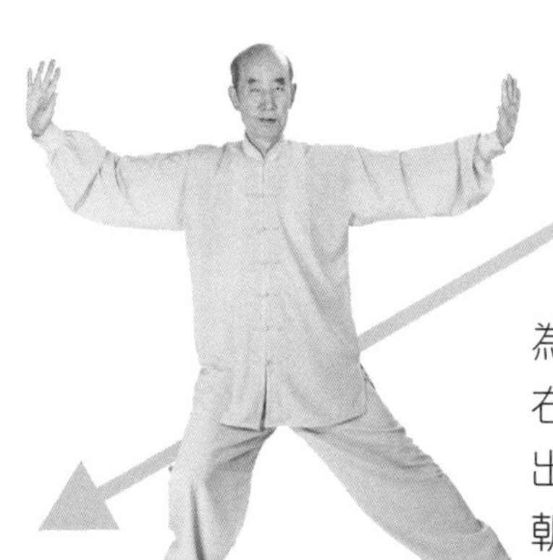

繼而以右、左腳掌先後為軸向右轉體，當重心移至右腳的同時，兩掌向兩側分出，兩臂自然伸直，掌心斜朝前；眼平視前方。

小知識　每日空腹，食淡粥一甌，能推陳出新，生津怡胃，所益非細。——《老老恒言》

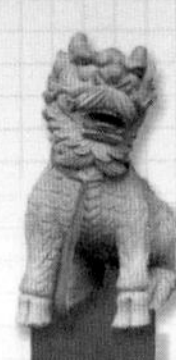

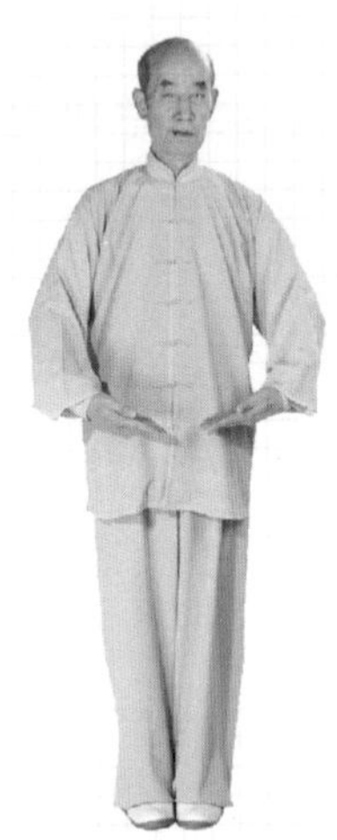

4. 左腳向右腳併攏，兩腿徐緩伸直；同時，兩掌弧形收於腹前，掌心朝上，掌指相對，兩掌之間距離和掌與腹之間距離均為 10 公分；眼平視前方。

要點提示：

1. 成盤根步時，兩腿相靠，前腳尖外擺，臀部坐在兩腳之間。

2. 手隨身轉，兩掌勞宮上下斜相對，上下肢協調一致。

3. 意守丹田。

小知識	白石似玉，奸佞似賢 —— 意思是，白的石頭很像玉，邪惡之徒外表很像賢人。說明有時真假難辨，識人不易。 —— 《意林・抱朴子》

第五式　鵬鳥展翅

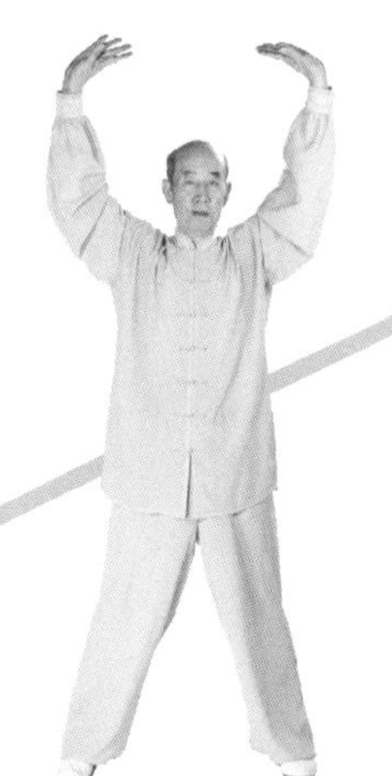

1. 重心移至左腳，右腳向右開步，隨著重心移至兩腳之間，兩腿伸直；同時，兩掌分別向左右弧形上擺達於頭頂上方，兩臂成弧形，中指端與肩髃穴上下對齊；眼平視前方。

2. 重心移至左腳，左腿半蹲，右腳向左腳併攏，隨之兩腿伸直；同時，兩掌分別向兩側下落收於腹前，掌心朝上，掌指相對；眼平視前方。

3. 重心移至右腳，左腳向前上步，腳尖翹起成左虛步，兩掌基本不動；眼平視前方。

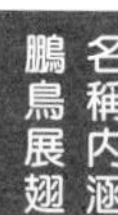

鵬，傳說鳥中最大的鳥，由鯤變化而成。

（莊子《逍遙遊》）鵬鳥展翅，與鵬程萬里相同，比喻人前程遠大。

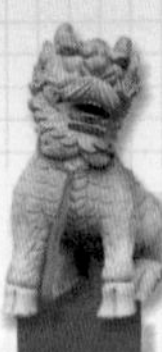

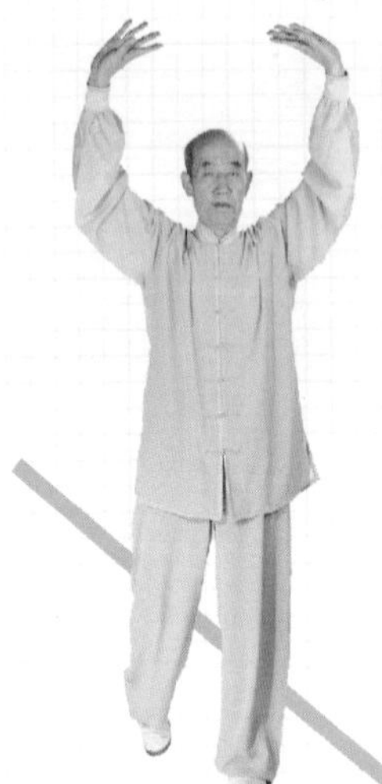

不停，重心前移到左腳，隨之兩腿伸直，右腳跟提起；同時，兩掌環抱弧形上托於頭頂前上方，掌心朝上，掌指相對，眼平視前方。

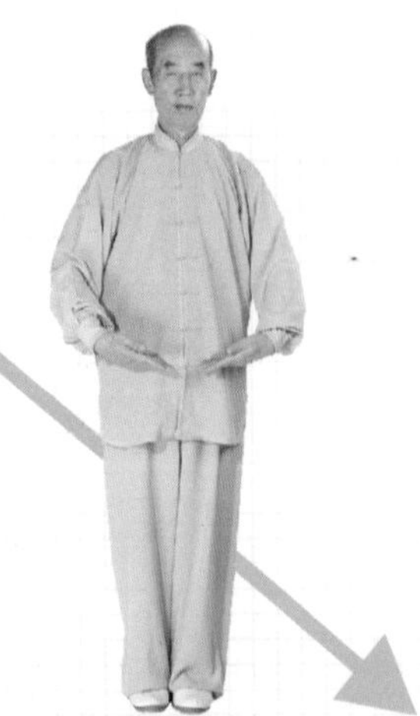

4. 重心移至右腳，右腳跟落地，右腿半蹲；左腳向右腳併攏，兩腿逐漸伸直；同時，兩掌環抱下移至腹前，掌心朝上，掌指相對；眼平視前方。

要點提示：

1. 精神集中，意守丹田。

2. 兩掌上托時，舒胸展體，後腳跟儘量上提，兩掌捧在腹前時，略含胸沉氣，上下肢要協調一致。

小知識	飯後食物停胃，必緩行數百步，散其氣以輸其食，則磨胃而易腐化。 ——《老老恒言》

第六式　枯樹盤根

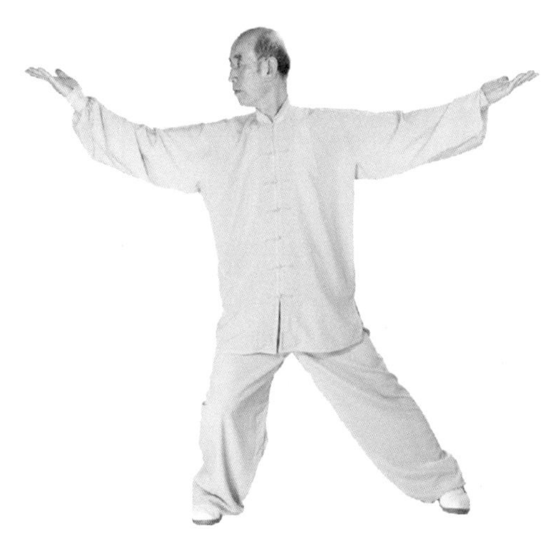

1. 重心移至左腳，右腳向右開步，隨之重心移至右腳；同時，兩臂內旋，兩掌分別向兩側反臂托掌，當兩臂接近托平時，兩臂外旋使掌心朝上；眼看右掌。

名稱內涵　枯樹盤根

「枯樹」，指樹木失去水分，乾枯萎縮。「盤根」，指樹木之根交織錯節，穩如磐石。故「枯樹盤根」一詞，常用來比喻乾枯的樹木重獲生機，如「枯木逢春」。

《導引養生形體詩韻》中的「枯樹盤根」，其意是指下肢的盤根步交叉全蹲，老而愈堅；上肢的疊腕、捲指、彈甲（指甲）等動作，意味著老枝發新芽，茁壯成長，給人以青春的活力和旺盛的生機。

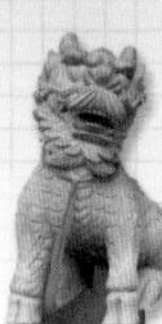

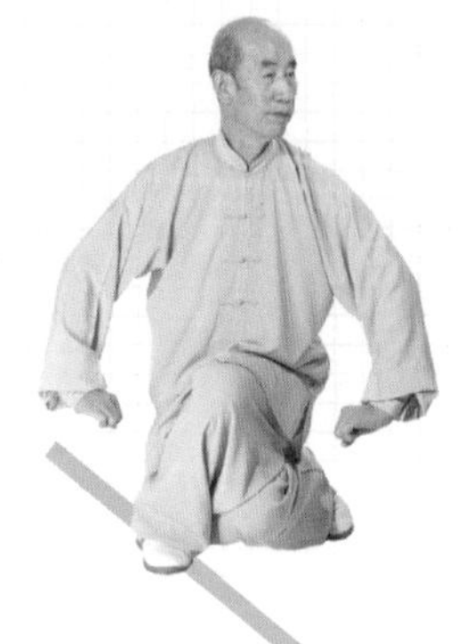

2. 左腳向右腳前側方蓋步，腳尖外擺下蹲成盤根步；同時，兩掌稍向上向裏經面前下按於腿側稍翹腕握拳，兩臂內旋成弧形；眼平視左前方。

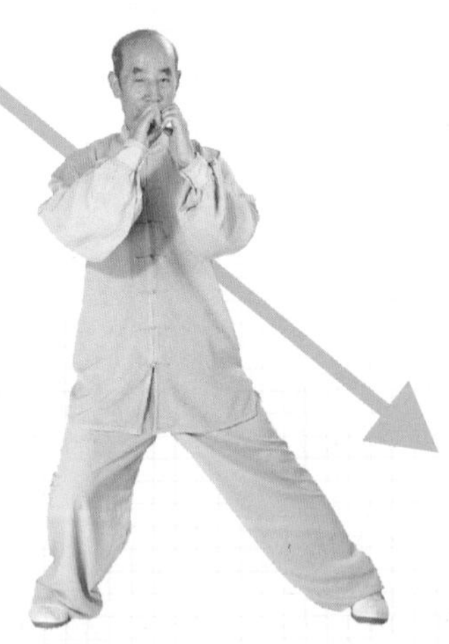

3. 重心稍起，右腳跟落地，左腳向左開步，腳尖朝前；同時，兩拳變掌，掌背相靠經腹前上提至胸前依次捲屈手指使指甲蓋兒相抵。

小知識

起居體格各不同，醫藥養生各有從。長壽本源統一處，無憂無慮坐春風。

——《長壽》引蘇局仙語

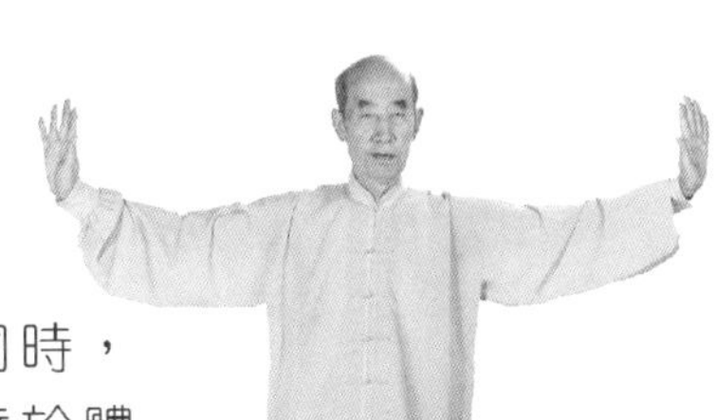

繼而重心移至左腳；同時，兩掌彈甲變掌向左右分掌達於體側，掌高與肩平；眼平視前方。

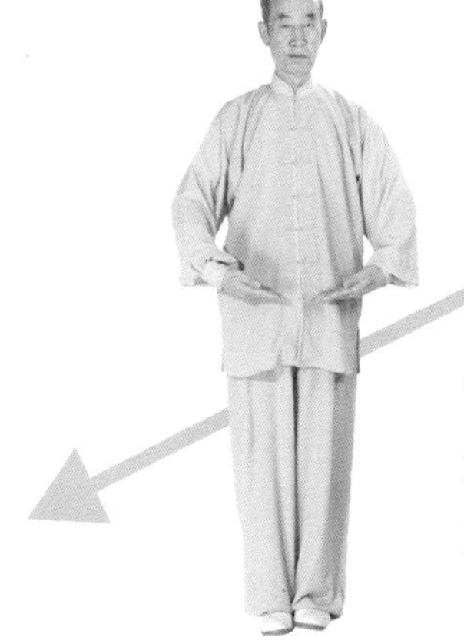

4. 右腳向左腳併攏，兩腿伸直；同時，兩掌向下收於腹前，掌心朝上，掌指相對；眼平視前方。

要點提示：

1. 成盤根步時，上體要直，前腳尖外擺。

2. 疊腕、捲指、彈甲等動作要連貫圓活；分手時，手不要上舉，指端不超過頭頂。

3. 上下肢要協調一致，下肢的盤根步象徵著枯樹盤根，老而愈堅；上肢的疊腕、捲指、彈甲等動作，意味著老枝發新芽，茁壯成長，給人以青春的活力。

4. 意守勞宮。

小知識	飲溫暖而戒寒涼，食細軟而遠生硬。 ——《壽世保元》

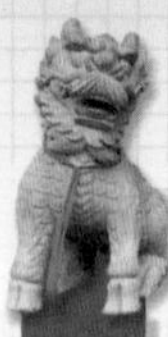

第二段　動作風範

導引養生功，自律百脈通，
身心息兼練，精氣神共榮，
靜似秋月夜，動若柳隨風，
穩如泰山固，剛凝柔韻中。

第七式　單臂擎天

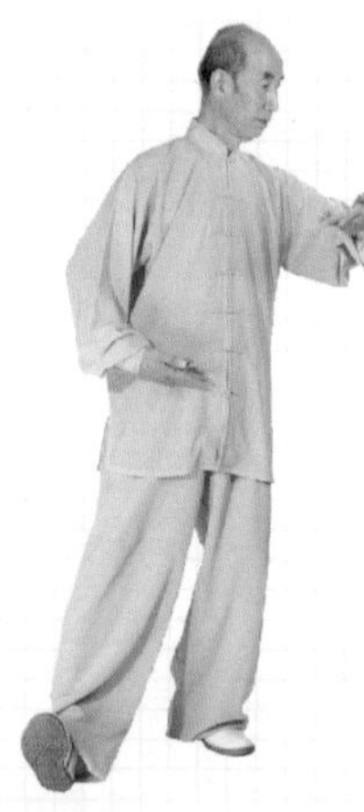

1. 身體左轉，左腳向左後方 45 度撤步，重心隨之移至左腳，左腿屈膝；右腿伸直，右腳尖蹺起；同時，左掌上提至左胸前，掌心朝上；眼看左掌。

單臂擎天 名稱內涵	此勢源於《八段錦》「調理脾胃須單舉」。《周易》云：「乾為天、坤為地」，練功者立身於天地之間，上舉下按，通天貫地，意在採天地之靈氣、日月之精華。又有如：「旭日懸頂，福地呈祥」，顯示出練功者的雄偉高大。因此，該勢除了有助於疏通脾經、胃經、健脾和胃外，還由於脾屬土、肺屬金，土能生金，故而尚可提高肺功能，取得「母壯則子強」的效果。同時，也是防治扣胸駝背、頸項強直等疾病的良方。

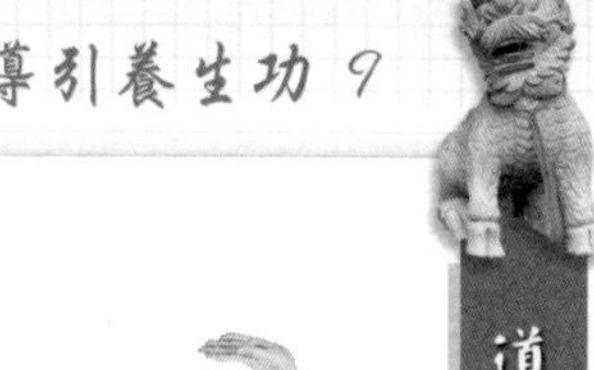

2. 身體向右轉正，左腿伸直；右腳稍向裏移，腳尖點地成右高虛步；同時，兩掌翻掌，左掌上托於頭的左上方；右掌下按於右胯旁；眼向右平視。

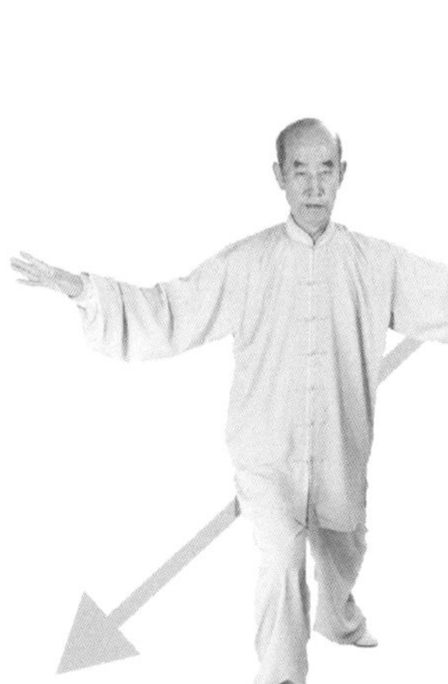

3. 左腿屈膝，右腳向前（偏右）上半步成右弓步；同時，左掌向左前方下落；右掌稍外展前伸，兩臂均自然伸直；眼平視前方。

小知識

常時濁唾則吐，清津則咽。

——《保生要錄》

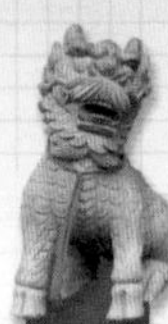

導引養生形體詩韻

套路圖解

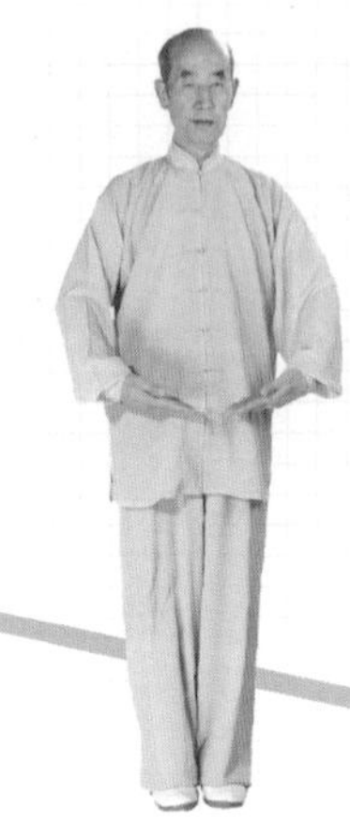

4. 左腳向右腳併攏，兩腿徐緩伸直；同時，兩掌捧於小腹前，掌指相對，掌心朝上；眼平視前方。

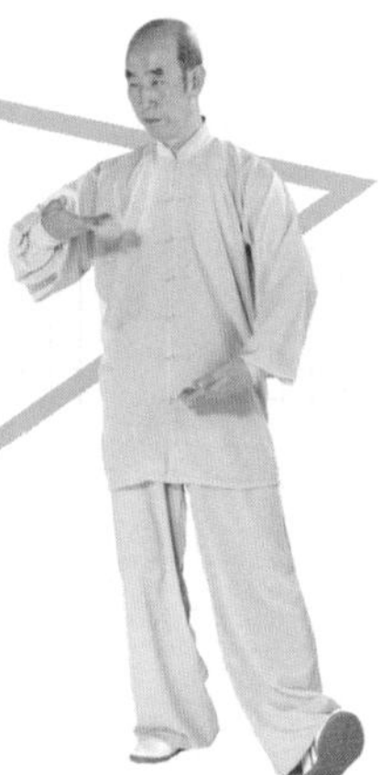

5. 身體右轉，右腳向右後方 45 度撤步，重心隨之移至右腳，右腿屈膝；左腿伸直，左腳尖蹺起；同時，右掌上提至右胸前，掌心朝上；眼看右掌。

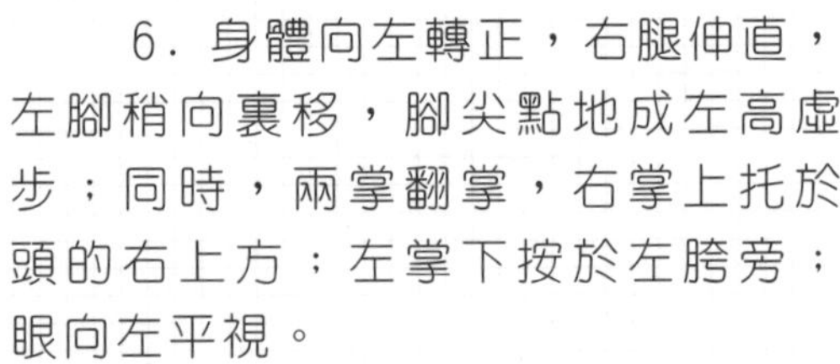

6. 身體向左轉正，右腿伸直，左腳稍向裏移，腳尖點地成左高虛步；同時，兩掌翻掌，右掌上托於頭的右上方；左掌下按於左胯旁；眼向左平視。

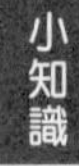

小知識	無視無聽，抱神以靜。形將自正。 ——《老老恒言》

7. 右腿彎屈，左腳向前（偏左）上半步成左弓步；同時，右掌向右前方下落，左掌稍外展前伸，兩臂均自然伸直；眼平視前方。

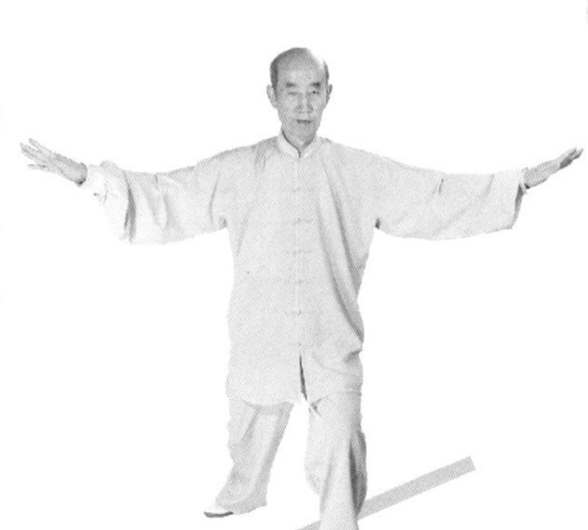

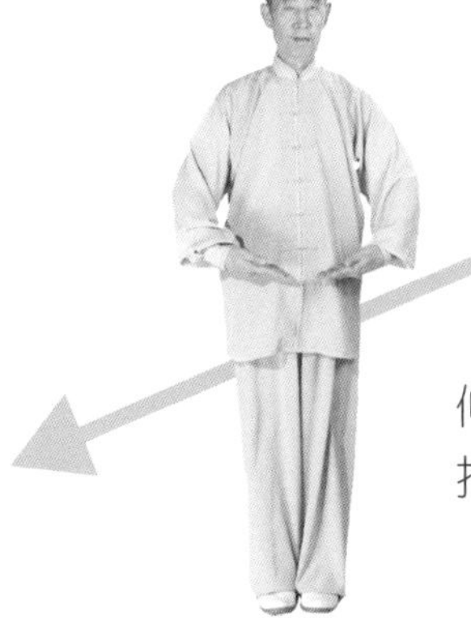

8. 右腳向左腳併步，兩腿徐緩伸直；同時，兩掌捧於小腹前，掌指相對，掌心朝上；眼平視前方。

要點提示：

1. 做第 1 拍時，既要直腿轉體在先、蹲腿撤步在後，又要連貫無滯，協調自然。

2. 做第 2 拍時，要舒胸直背，前腳尖繃平點地；同時，轉頭要充分，使大椎穴有酸脹感。

3. 做第 3 拍和第 7 拍時，要沉肩垂肘，掌指稍前伸外展。

4. 做第 4 拍時，要上下肢協調一致，成併步站立時，百會上頂。

5. 意守商陽。

小知識	饑而睡不安，則宜少食；飽而睡不安，則稍行坐。——《脾胃論》

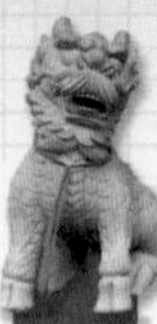

第八式　推窗望月

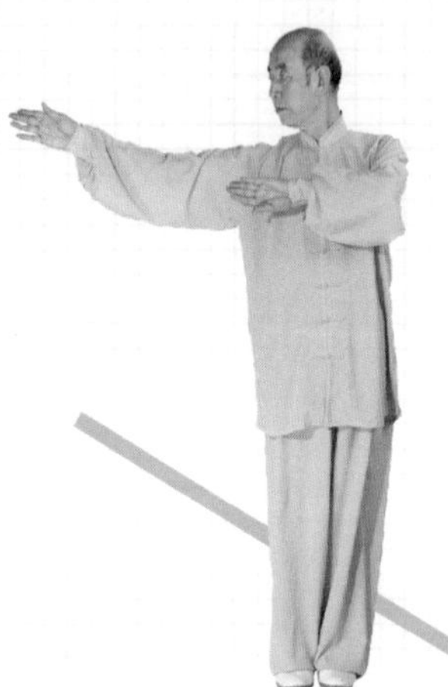

1. 身體微右轉；同時，左臂內旋屈肘使左掌上擺至右肩前，掌心朝前；右臂亦內旋使右掌向右上擺至與胯齊平時，右臂外旋使右掌擺至與肩平，掌心朝前；眼看右手。

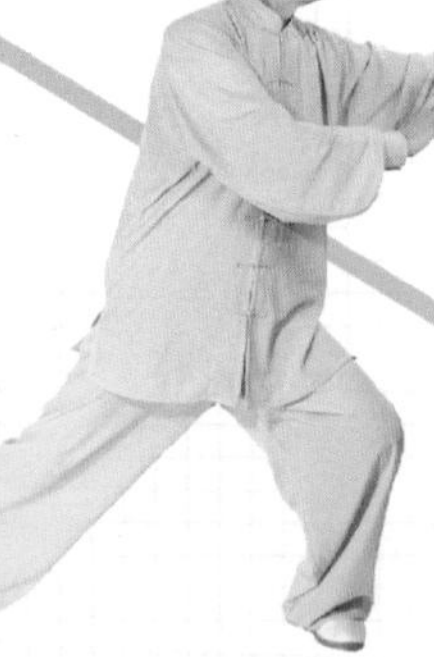

2. 重心移至左腳，左腿半蹲，身體左轉，右腳向右橫跨一步，腳尖內扣；同時，兩掌向上經面前向左擺出，左掌成側立掌；右掌落於左肘內側；眼看左掌。

名稱內涵 推窗望月	月，舊稱「太陰」，地球的衛星。傳說，月亮上有嫦娥，她是神話中后羿之妻，后羿從西王母處得到長生不老之藥，嫦娥偷吃後，遂奔月宮。故事見《淮南子・覽冥訓》。 此處是講要與自然協調相處，達到「天人合一」的境界。正如導引養生功之歌所唱：「靜似秋月夜，動若柳隨風……青春添瀟灑，生命登高峰」。

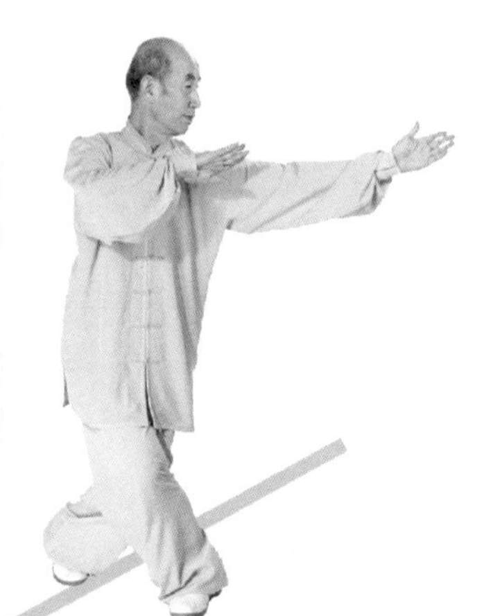

3. 以右腳前掌為軸使右腳跟內收腳尖朝前（轉正），繼而重心右移；左腳向右腳右後方插步，前腳掌著地；兩腿均半蹲；同時，右臂內旋回抽使右掌置於左肩前，左臂自然伸直使左掌稍下沉；眼看左掌。

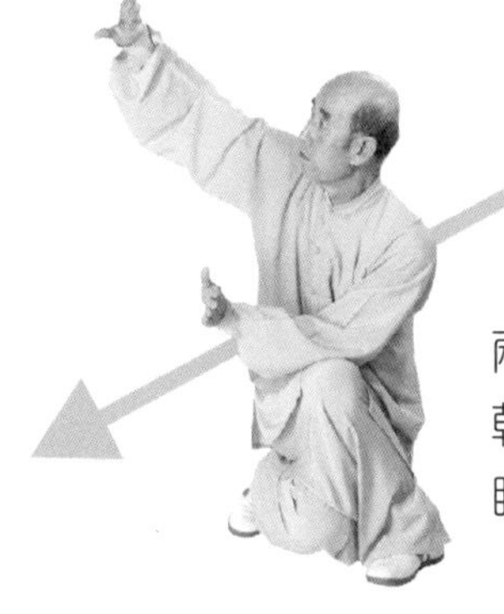

4. 兩腿下蹲成盤根步；同時，兩掌向右側推出，掌心朝右，掌指朝前，右掌高於肩，左大臂貼身；眼從右虎口下方遠望。

要點提示：

1. 兩臂弧形繞行時要放鬆，成盤根步和推掌要協調一致。

2. 成盤根步時，上體要正直，前腳尖外擺，兩腿要盤屈擰緊。

3. 意念集中，意守勞宮。

小知識

天地所以能長久者，以其不自生，故能長生。是以「聖人」後其身而身先；外其身而身存。——《道德經》

意思是說，天地所以能夠長久，因為它們不是為自己而生存，所以能夠長久生存。故「聖人」把自身放在衆人的後面，反而能贏得衆人的擁護，被推為領導。

第九式　嫦娥舒袖

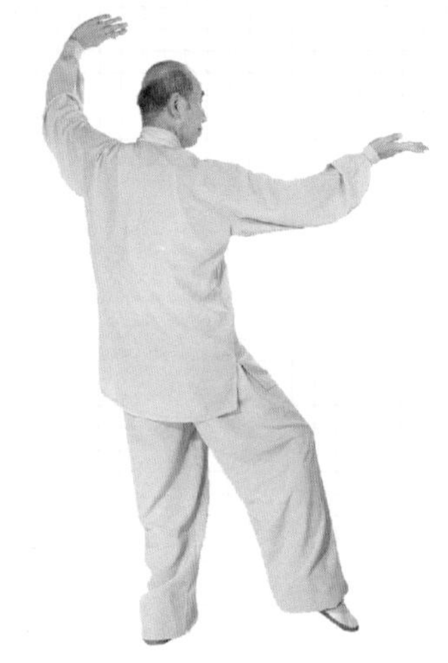

1. 左腳跟落地內收，身體左轉，右腳內移成右虛步；同時，左掌隨左臂內旋向下、向左托擺亮於頭的左後上方，右掌亦順勢貼身托擺至與肩平；眼看右掌。

名稱內涵 嫦娥舒袖	嫦娥，神話傳說中，她是后羿之妻。后羿從西王母那裏請來了長生不老之藥，嫦娥偷吃後成仙，飄上月宮。廣寒宮裏只有玉兔和桂樹，嫦娥感到很無聊，故而翩翩起舞。 舒袖，即舒廣袖。意為舒展寬長的袖子。《導引養生形體詩韻》中的「舒袖」，是指翩翩起舞的姿態。

2. 兩腳不動，身體繼續左轉；同時，右掌經面前落於左肩前，掌心朝左，掌指朝上；左掌順勢下落，左腕約與肩平；眼看左掌。

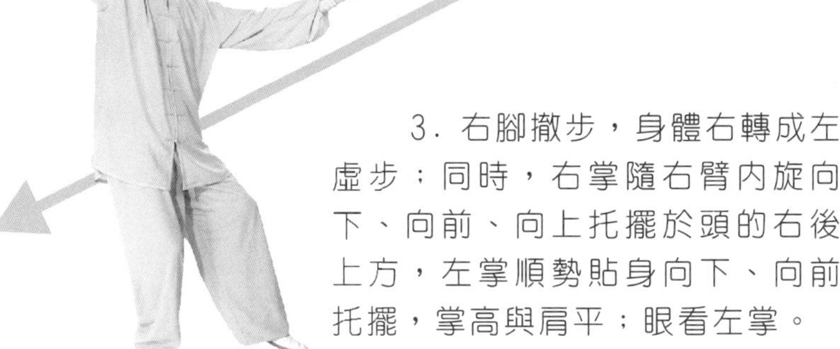

3. 右腳撤步，身體右轉成左虛步；同時，右掌隨右臂內旋向下、向前、向上托擺於頭的右後上方，左掌順勢貼身向下、向前托擺，掌高與肩平；眼看左掌。

要點提示：

1. 做該動作要體現出瀟灑飄逸，舒展大方的特點，宛如嫦娥在廣寒宮翩翩起舞。

2. 手隨身轉，協調自然。

小知識

怒氣劇炎火，焚燒徒自傷。觸來勿與競，事過心清涼。——《遵生八箋》

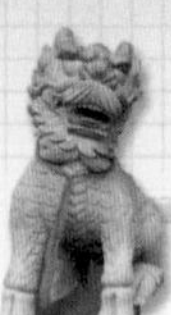

第十式　推山填海

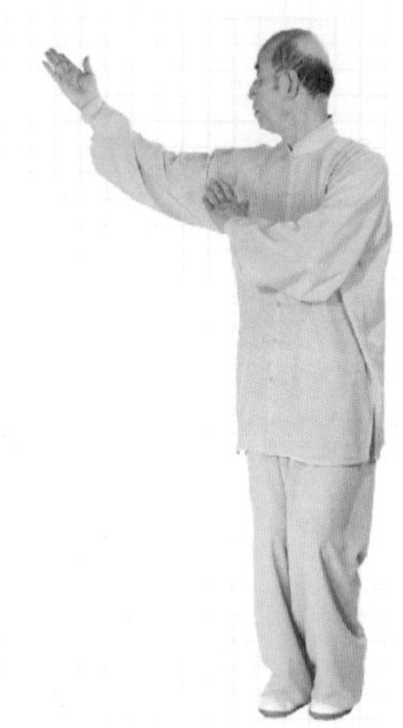

1. 上體右轉，左腳收於右足弓內側，腳尖點地成左丁步；同時，左掌收於右肩前；右掌隨右臂外旋下落經右腰側後，緊接著向右後方擺起，掌略高於肩；眼看右掌。

名稱內涵 推山填海	推山填海，現多用於比喻作事有頑強的毅力，不怕困難。 「推山填海」與「愚公移山」同。愚公因太行、王屋二山阻礙出入，想把山鏟平。有人笑他說：「雖我之死，有子存焉，子又生孫，孫又生子；子又有子，子又生孫，子子孫孫，無窮匱也，而山不增高，何苦而不平。」《列子・湯問》。 推山填海，又與「精衛填海」相似。相傳華夏族始祖之一的炎帝有個女兒叫女媧。一天到東海游耍被水淹死，死後身子化為一種神鳥，叫精衛。由於被淹死之故，化為精衛鳥的女媧對東海有深仇大恨，立志填海報仇。於是精衛每天從西山銜來樹木石頭填充東海，久之而平。後世人們借這個故事形容不怕困難，意志堅定的頑強精神。

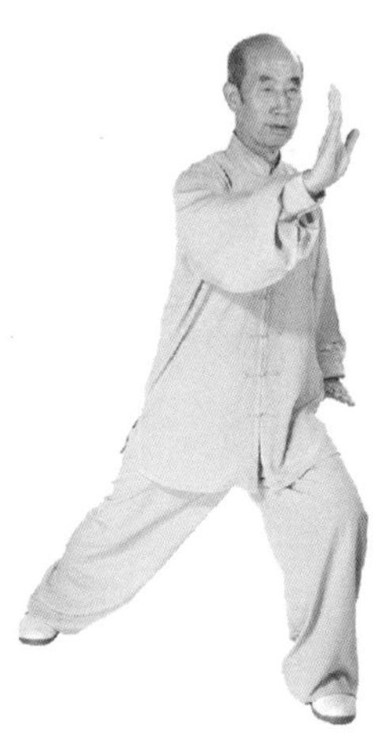

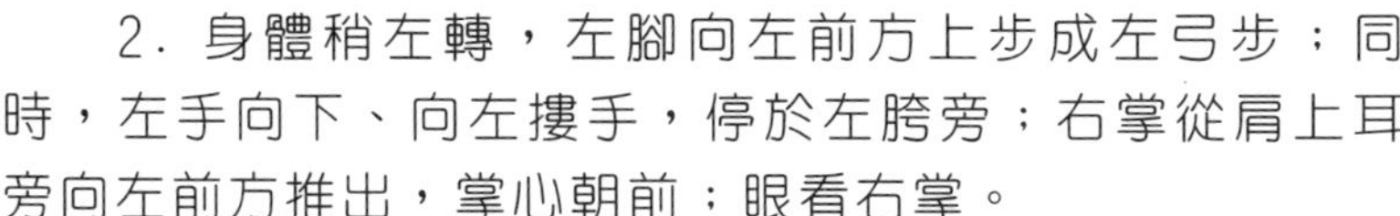

2. 身體稍左轉，左腳向左前方上步成左弓步；同時，左手向下、向左摟手，停於左胯旁；右掌從肩上耳旁向左前方推出，掌心朝前；眼看右掌。

要點提示：

1. 精神集中，意守勞宮。

2. 動作與呼吸緊密配合。

3. 兩掌協調配合，一推一摟，摟手似填海，推掌如推山，給人以含蓄挺拔，蒼勁剛毅之感。

4. 向前推掌時要沉肩垂肘。

小知識

治身者以積精為寶。治身者務執虛靜以致精，能致精則合明而壽。——《春秋繁露》

第十一式　孤雁出群

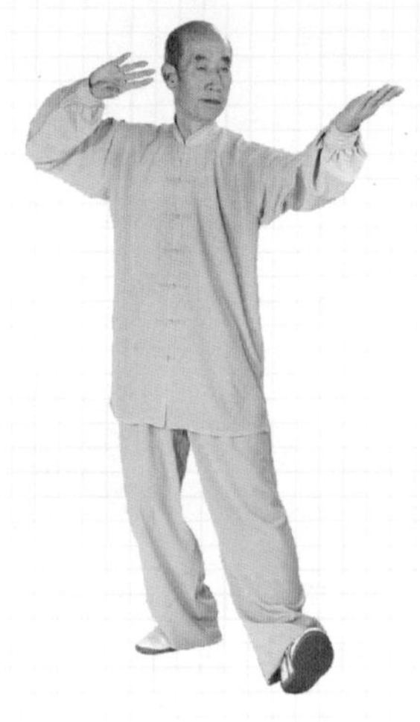

1. 重心後移，右腿屈膝，左腿伸直，左腳尖蹺起；同時，右臂內旋回抽將右掌帶到右肩前；左臂外旋，左掌上擺至約與肩平；眼看左掌。

名稱內涵 孤雁出群	雁，即鴻雁。候鳥，每年秋分後南飛，第二年春分後北返，歸返極為準確，故古稱大雁為預告季節的標誌。 雁，飛成行，止成列，長幼有序，不相逾越，秩序極為井然。一旦因某種原因失群，也要奮不顧身趕上。故《導引養生形體詩韻》中的「孤雁出群」，實為「孤雁歸隊」。

2. 身體右轉，左腳內扣，右腳向左腳後方落地，兩腿屈膝；同時，左掌隨左臂內旋向右經面前橫掌下按；右掌隨右臂外旋收於右腰側，掌心朝前，掌指朝下；眼看左掌。

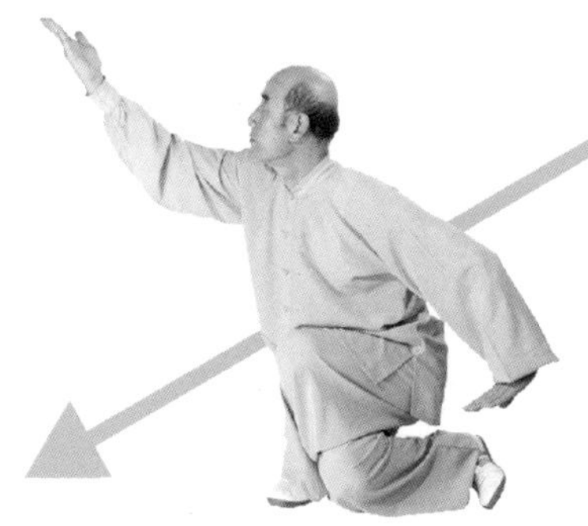

3.兩腿下蹲成盤根步；同時，身體左轉，左掌下按於左胯旁，掌指朝前；右掌從左掌背上向前上方穿出，掌指朝斜上方；眼看右掌。

要點提示：

1. 該勢撤步成盤根步時重心宜低，上體前探，如「出群孤雁」一般。

2. 兩掌的擺、按、壓、穿要連貫圓活。

小知識

腎精人之寶，不可輕放跑，惜精即惜命，精固人難老。 ——《養生壽老集》

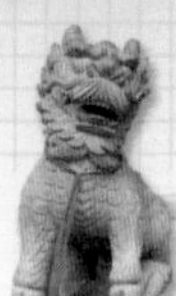

第十二式　二龍戲珠

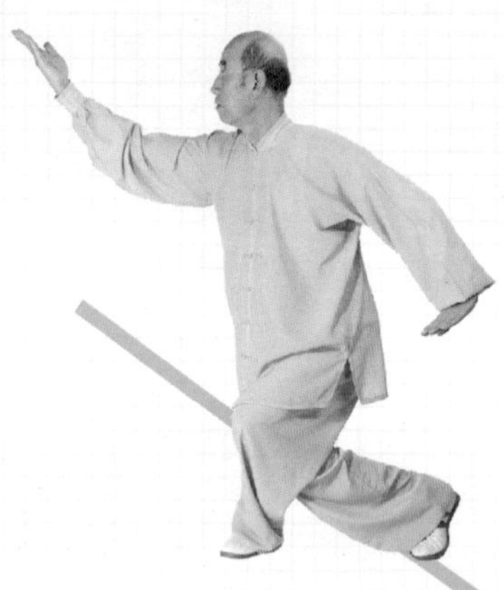

1. 兩腿稍起，身體稍左轉；同時，左臂內旋，左掌後撐；右臂外旋，右掌稍左擺；眼看右掌。

2. 以右、左腳前掌為軸，身體右轉成左橫襠步；同時，右掌從小指依次屈指、屈腕向右腋下、背後下插，右臂伸直，右掌心斜朝上；左掌隨左臂外旋弧形斜擺至身體右後方，左臂伸直，掌心朝上；眼看左掌。

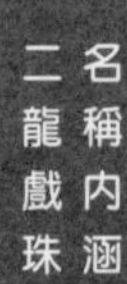

二龍戲珠名稱內涵	龍，古代傳說中一種有鱗有鬚能興雲作雨的神異動物，在封建時代常用龍來作為皇帝的象徵。如：龍顏。 珠，指龍珠。傳說中龍所吐的珠。《述異記》卷上：「凡珠有龍珠，龍所吐者……越人諺云：種千畝木奴，不如一龍珠。」木奴，謂橘樹。

3. 身體左轉，左腳向右腳右側撤步，前腳掌著地；同時，左掌從小指依次屈指、屈腕向左腋下插伸；右臂外旋，右掌斜上擺；眼看右掌。繼而以左右腳前掌先後為軸，身體左轉；同時，左臂內旋，左掌沿脊背下插，掌心朝後；右臂外旋，右掌弧形斜擺至身體左前方；眼看右掌。

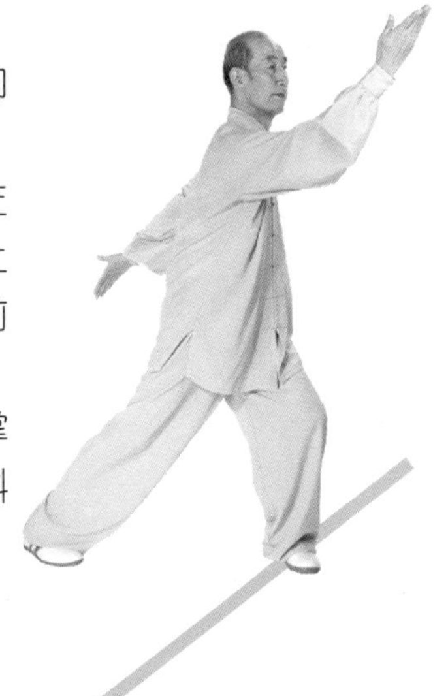

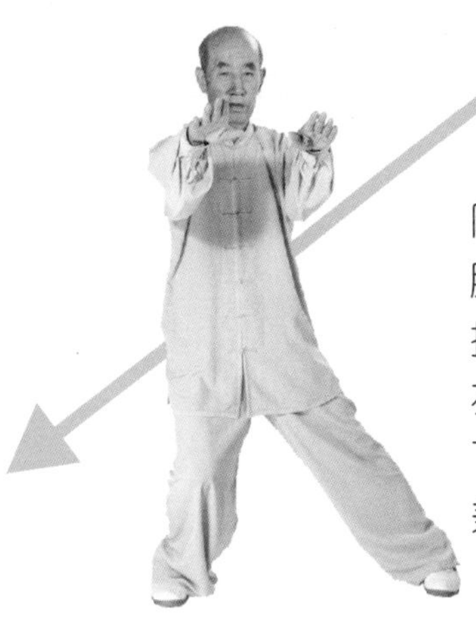

4. 重心右移，身體右轉；同時，右掌從小指依次屈指屈腕經右腋下向右反臂插伸，當接近與肩齊平時變掌心朝下；左掌亦順勢擺至體側，掌心朝下；接著兩掌相合於身前；眼兼看兩掌。

小知識	凡彼治身，務在積精。長壽在於積蓄。 ——《馬王堆漢墓帛醫書》

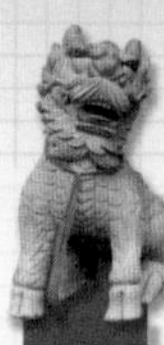

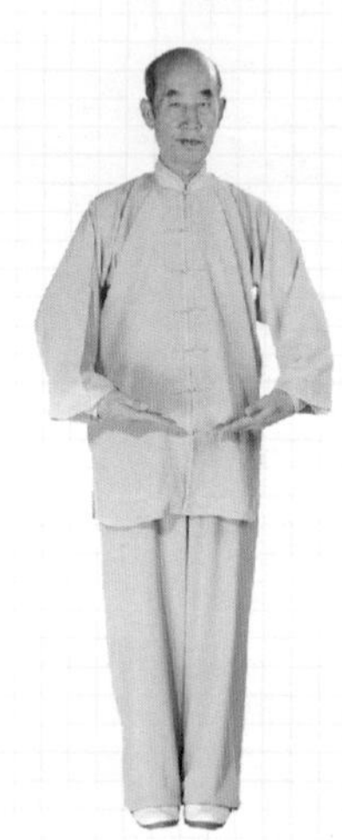

5. 左腳向右腳併攏，兩腿伸直；同時，兩掌下落捧於小腹前，掌心朝上，掌指相對；眼平視前方。

要點提示：

1. 兩掌分別左、右插掌時，兩臂的外旋、內旋要充分。

2. 左右腳撤步宜隨身轉，兩臂旋轉宜充分併成一斜行直線。

小知識

心胸宜開不宜鬱，鬱則百病生，開則百病除。
——《養生壽老集》

第十三式　枯樹盤根

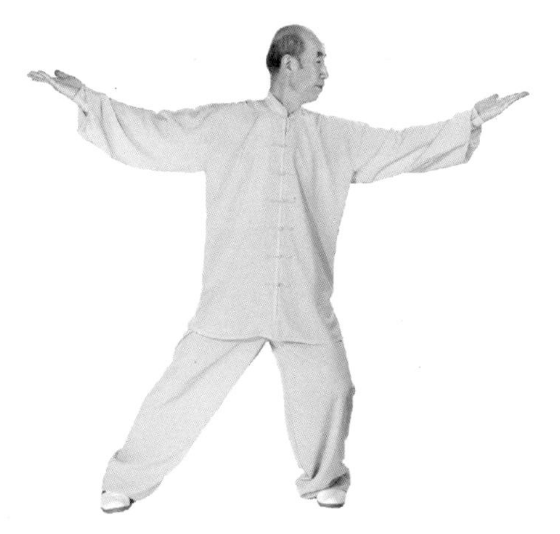

1. 重心移至右腳，左腳向左開步，隨之重心移至左腳；同時，兩臂內旋分別向兩側反臂托掌，當兩掌接近托平時，兩臂外旋使掌心朝上，兩臂自然伸直；眼看左掌。

名稱內涵 枯樹盤根	「枯樹」，指樹木失去水分，乾枯萎縮。「盤根」，指樹木之根交織錯節，穩如盤石。故「枯樹盤根」一詞，常用來比喻乾枯的樹木重獲生機，如「枯木逢春」。 《導引養生形體詩韻》中的「枯樹盤根」，其意是指下肢的盤根步交叉全蹲，老而愈堅；上肢的疊腕、捲指、彈甲（指甲）等動作，意味著老枝發新芽，茁壯成長，給人以青春的活力和旺盛的生機。

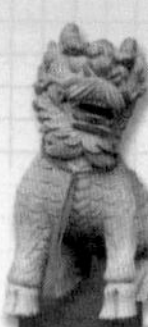

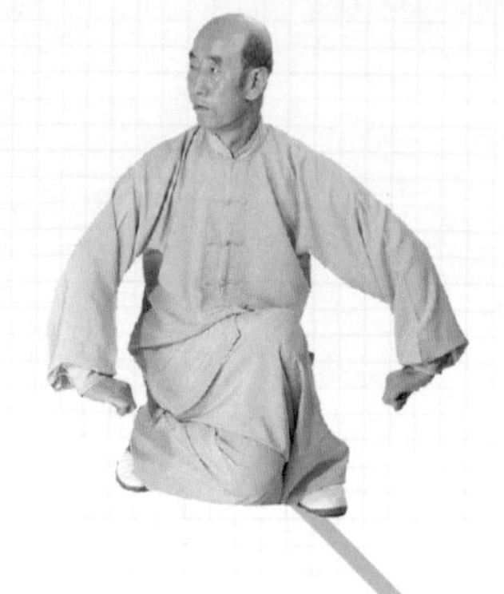

2. 右腳向左腳前側方蓋步，腳尖外擺下蹲成盤根步；同時，兩掌稍向上、向裏經面前下按於腿側稍翹腕握拳，兩臂內旋成弧形；眼平視右前方。

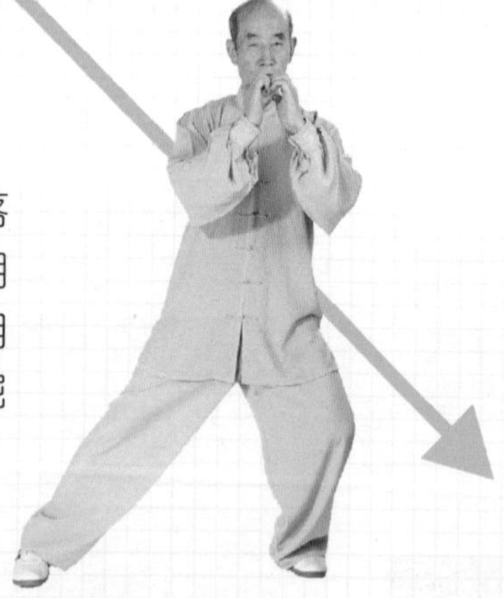

3. 重心稍起，左腳跟落地，右腳向右側開步，腳尖朝前；同時，兩拳變掌，掌背相靠經腹前上提至胸前依次捲屈手指使指甲蓋兒相抵。

小知識

飽食即臥，乃生百病，不消成積聚。

——《千金要方》

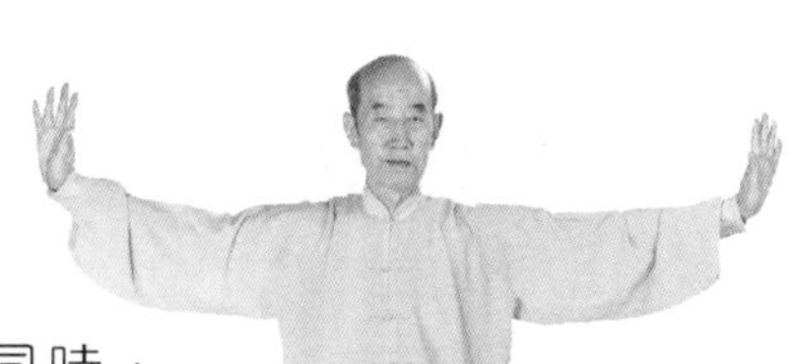

繼而重心移至右腳；同時，兩掌彈甲變掌向左右分掌達於體側，掌高與肩平；眼平視前方。

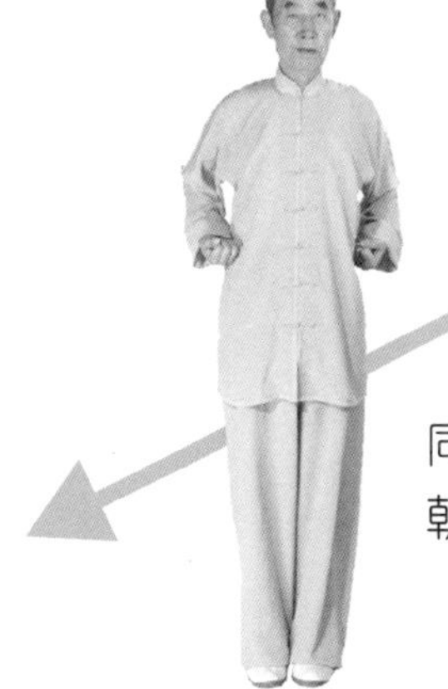

4. 左腳向右腳併攏，兩腿伸直；同時，兩掌下落握拳收於腰側，拳心朝上；眼平視前方。

要點提示：

1. 成盤根步時，上體要直，前腳尖外擺。

2. 疊腕、捲指、彈甲等動作要連貫圓活；分手時，手不要上舉，指端不超過頭頂。

3. 上下肢協調一致，下肢的盤根步象徵著枯樹盤根，老而愈堅；上肢的疊腕、捲指、彈甲等動作，意味著老枝發新芽，茁壯成長，給人以青春的活力。

4. 意守勞宮。

小知識	思索生知，慢易生憂，暴傲生怒，憂鬱生疾，疾困乃死。——《管子》

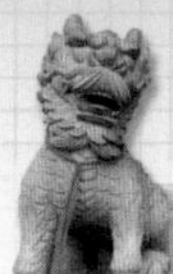

第三段　作意目的

增智抗衰老，沉疴自化融，
莫道回天力，潛能無盡窮，
八互和四樂，道合情誼濃，
青春添瀟灑，生命登高峰。

第十四式　風掃殘雲

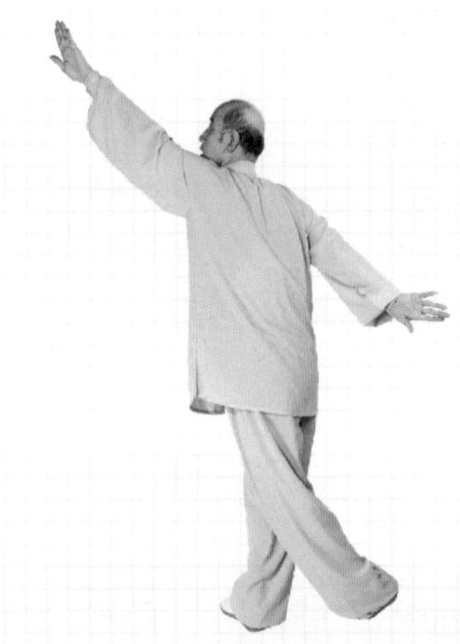

1. 重心左移，左腿半蹲，隨著身體右轉右腳向右開步，腳尖外擺；同時，兩臂內旋兩拳變掌坐腕後撐；不停，身體繼續右轉，重心移至右腳，左腳跟提起；同時，兩掌放鬆，左掌向右、向上擺至頭的左上方，右掌伸向後下方；眼看左掌。

名稱內涵 風掃殘雲	殘雲，指身體上的疾病。《導引養生形體詩韻》中的「風掃殘雲」，比喻像肅殺的秋風掃落葉一樣，將全身疾病一掃而光。

正視圖

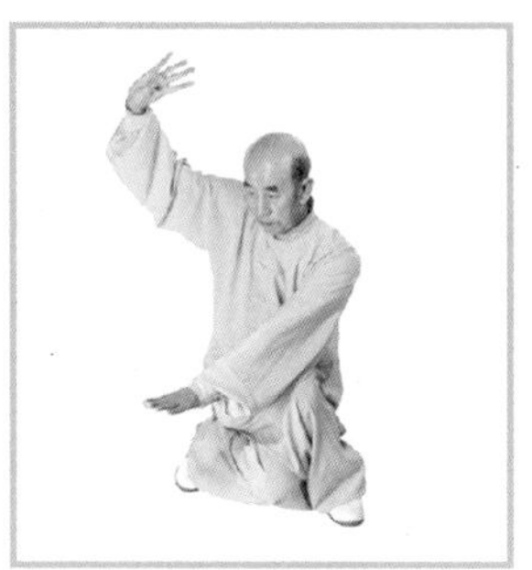

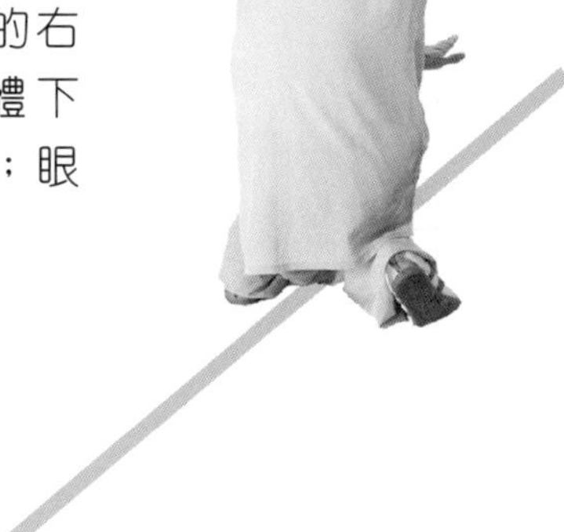

2. 兩腿下蹲成盤根步，上體右轉；同時，右掌亮於頭的右前上方；左掌心朝下隨轉體下按，並向右弧形平擺至腿前；眼看左掌。

3. 身體微左轉，右掌向右前方下按；左掌隨左臂外旋上擺使掌心朝裏，指高與眉齊；眼看左掌。

小知識

凡長生也，順之也，使生不順者，欲也。故聖人必先適欲。

——《呂氏春秋》

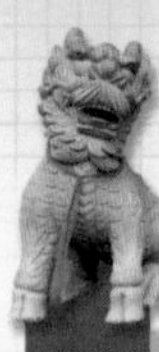

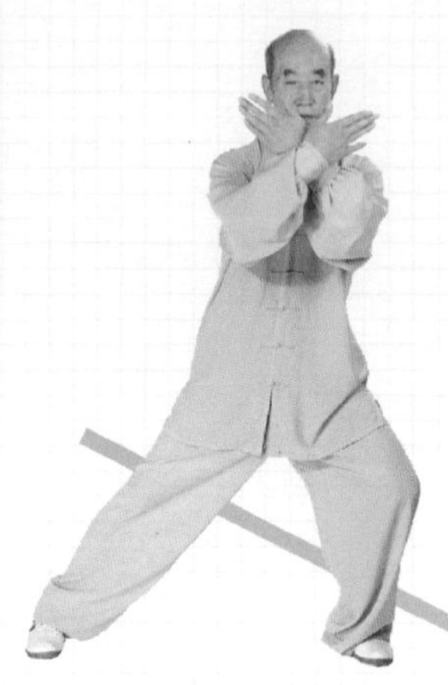

不停，以左、右腳前掌先後為軸將身體向左轉正，左腿彎屈，腳尖均朝前；同時，兩掌隨體左轉向左弧形移動，當身體轉正時，右掌與左掌在胸前相交；眼兼視兩掌。

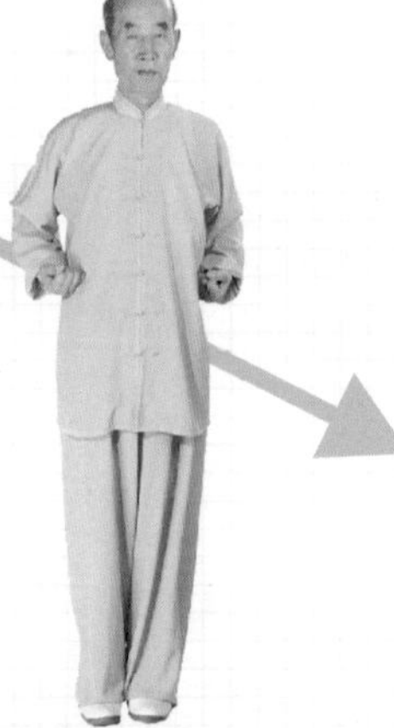

4. 右腳向左腳併攏，兩腿伸直；同時，兩臂內旋，兩掌分別向兩側、向下握拳收於腰側，拳心朝上；眼平視前方。

要點提示：

1. 成盤根步時，兩腿相靠，前腳尖外擺，臀部坐在兩腳之間。

2. 手隨身轉，上下肢協調一致。

3. 兩掌的輪擺要連貫圓活，宛如「風掃殘雲」一般。

4. 意守命門。

小知識

遠唾損氣，多睡損神，多汗損血，疾行損筋。
——《朱氏集驗方》

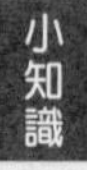

第十五式　雙龍戲水

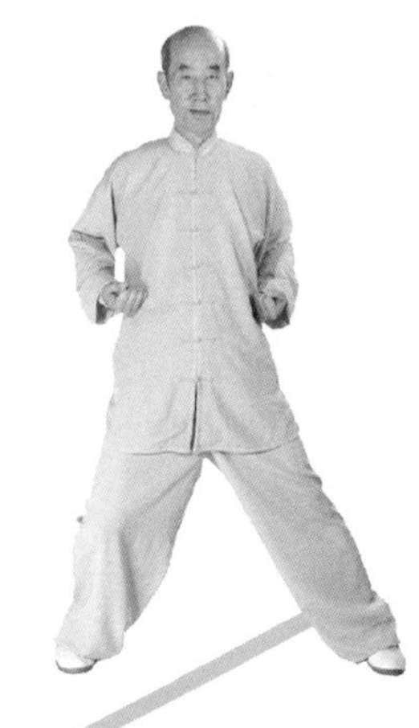

1. 重心移至右腳，右腿半蹲，左腳向左開一大步（約當本人的三隻腳長），腳尖朝前；眼平視前方。

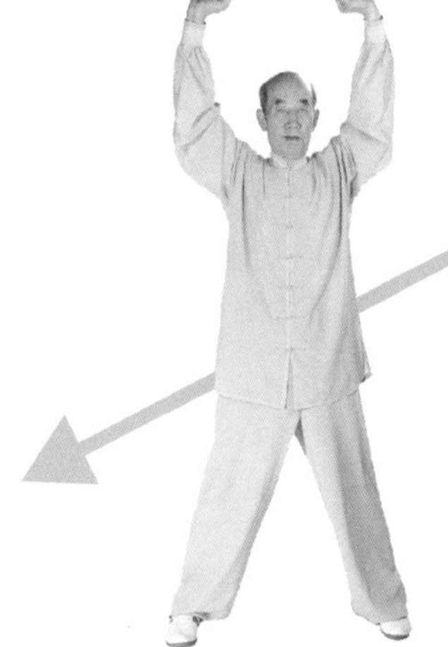

繼而，重心移到兩腳之間，兩腿徐緩伸直；同時，兩拳經胸前向上沖出，拳心朝裏，當兩拳沖至面前時兩臂內旋使拳心朝外，繼續向上運行至頭的左右前側方；眼平視前方。

名稱內涵　雙龍戲水	傳說，龍是一種性情良好、溫和仁慈的神物，與鳳、龜、麟合稱「四靈」。在古代一般將有鱗之龍稱為蛟龍。《導引養生形體詩韻》中的「雙龍戲水」，是借用踴躍其淵的蛟龍，其身軀變化多端，上下紛飛，以達疏筋壯骨，暢通經絡，提升髖、膝、踝的靈活性以及發展下肢力量。

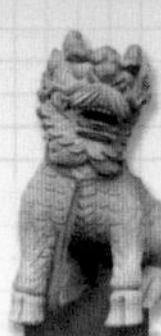

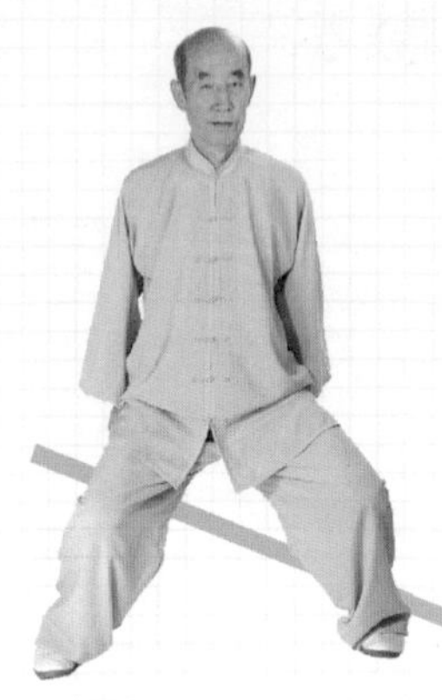

2. 兩腿下蹲成馬步；同時，兩拳分別向兩側快速捶叩環跳穴，捶叩時高喊「嘿」聲；眼平視前方。

3. 兩腿伸直，兩拳變掌，掌心朝下分別向兩側、向上擺起，當擺至與肩平時，兩臂外旋使掌心朝上；眼平視前方。

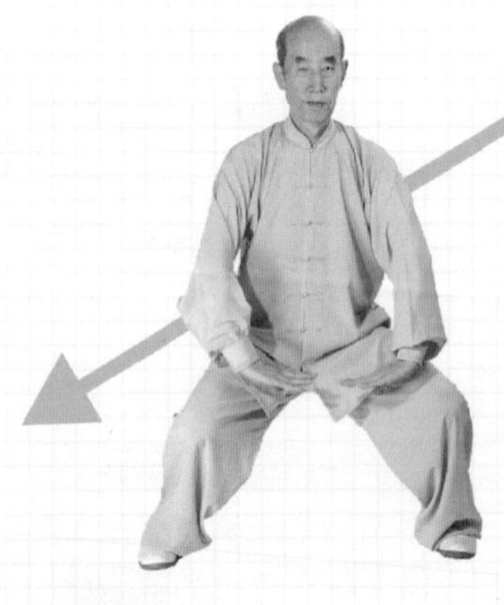

4. 兩腿下蹲成馬步；同時，兩掌向內經面前下按至襠前，兩臂內旋撐圓，掌心朝下，掌指相對；眼看前方。

小知識

凡欲治療，先以食療，既食療不癒，後乃藥爾。

——《千金要方》

5. 兩腿稍起；同時，兩掌經襠前疊腕、手背相靠上提至胸前依次捲指使指甲蓋兒相抵；眼看雙手。

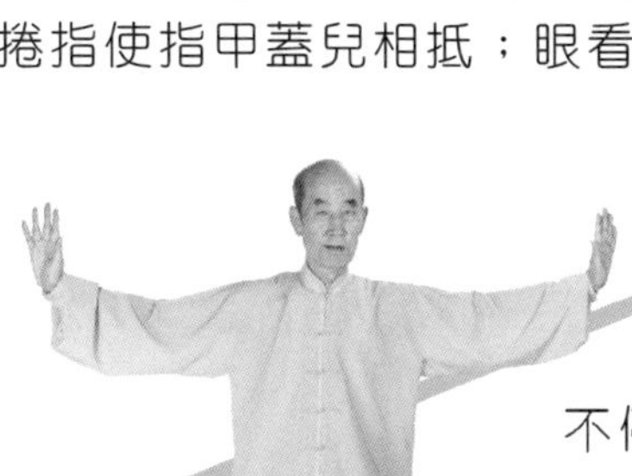

不停，重心移至左腳，左腿彎屈，右腿伸直；同時，兩掌彈甲分別向兩側分掌達於體側，掌高與肩平；眼平視前方。

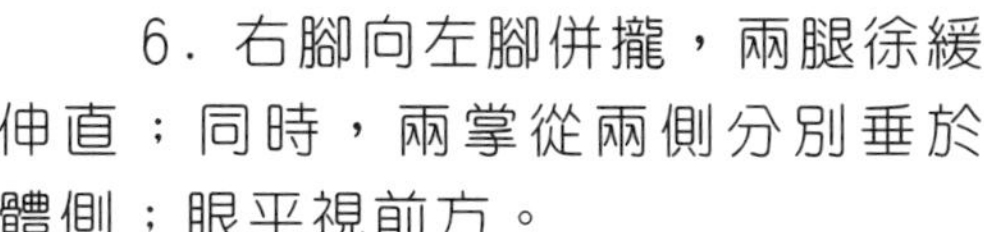

6. 右腳向左腳併攏，兩腿徐緩伸直；同時，兩掌從兩側分別垂於體側；眼平視前方。

要點提示：

1. 動作舒展，兩臂放鬆，兩拳捶叩環跳穴時力量宜大，發「嘿」聲用丹田之氣猛力喊出，也可不發聲。

2. 成馬步按掌時，上體正直，切勿前傾。

3. 意守湧泉。

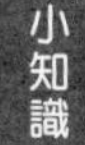

小知識

桑榆之景，勞逸不同。勞亦如是，逸亦如是，如魚飲水，冷暖自如。——《泰定養生主論》

第十六式　平沙落雁

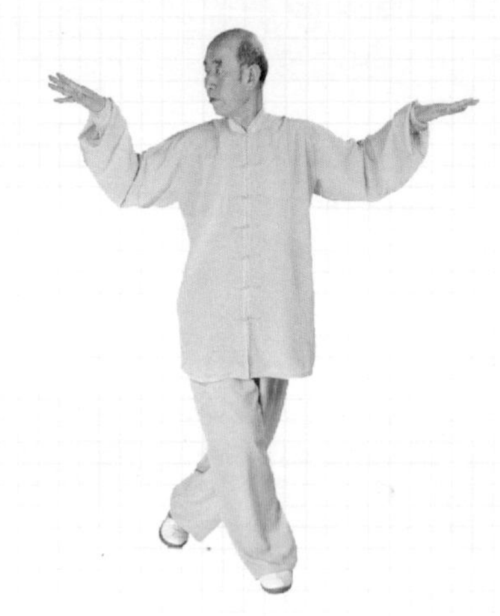

1. 兩腿伸直，舒胸展體；同時，兩掌分別向兩側擺至與肩平，掌心朝下；繼而左腳向右腳右後方插步，兩腿略屈；兩肘下沉使掌指斜朝上；眼看右掌。

名稱內涵 平沙落雁	雁，鳥綱，鴨科，大型游禽，大小、外形，一般似家鵝。嘴寬而厚，雌雄羽色相似，以淡灰色為主，並有斑紋。主食植物嫩葉、細根、種子，我國常見的有鴻雁、豆雁等。 雁，每年春分後飛往北方，秋分後飛回南方，準時無誤，為候鳥的一種。雁飛行的特點是，飛成行，止成列，長幼有序，不相逾越，故古時晚輩首次問候長輩時，以雁為贄（見面禮）。 平沙雁落，嗩吶曲，起源於陝西民間，以雙嗩吶模擬群雁飛鳴的情景，其節奏明朗，有濃厚的民間色彩。此處亦然。

2. 兩腿下蹲成盤根步；同時，兩臂分別伸肘、坐腕使兩掌向兩側推出，臂自然伸直，手腕與肩平；眼看右掌。

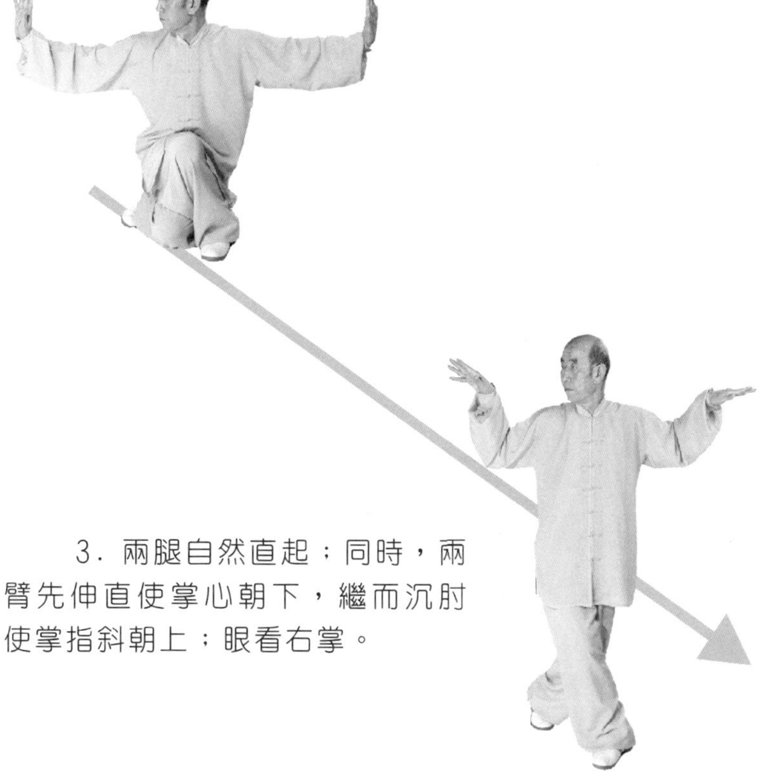

3. 兩腿自然直起；同時，兩臂先伸直使掌心朝下，繼而沉肘使掌指斜朝上；眼看右掌。

小知識

形要小勞，無至大疲。坐不欲至倦，行不欲至勞，頻行不已，然宜稍緩，即是小勞之術也。

——《保生要錄》

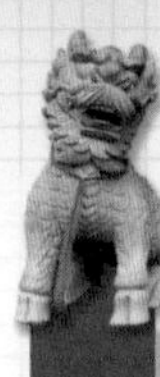

4．兩腿下蹲成盤根步；同時，兩臂分別伸肘、坐腕使兩掌向兩側推出，臂自然伸直，手腕與肩平；眼看右掌。

5．兩腿稍直起；同時，兩臂伸直使掌心朝下；眼看右掌。

要點提示：

1．成盤根步或歇步時，兩腿宜盤緊，上體保持正直。

2．兩掌側推時，要保持平穩，切勿高低起伏，下蹲推掌時，要沉肩、伸肘、坐腕、翹指；上體直起時，宜沉肩、墜肘、鬆腕、舒指。

3．整個動作要瀟灑飄逸，輕鬆穩健。

小知識

會做快活人，凡事莫生氣；會做快活人，省事莫惹事；

會做快活人，大事化小事；會做快活人，小事化無事。　　《遵生八箋》

第十七式　迎風撣塵

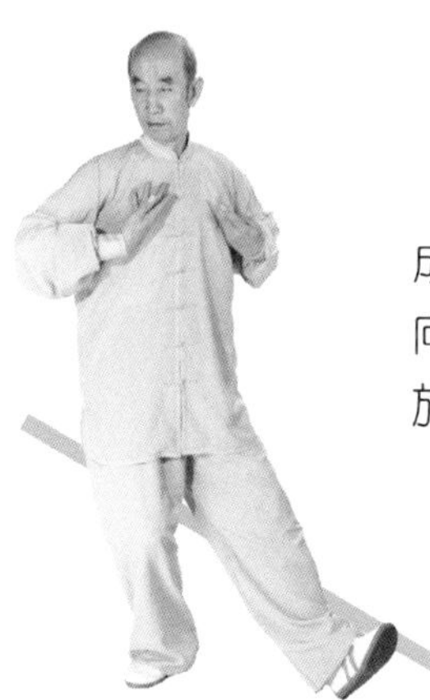

1. 左腳向左前 45 度方向上步成左虛步；同時，兩臂外旋，兩掌向上、向裏劃弧，兩掌背小指側貼於胸部；眼之餘光看右掌。

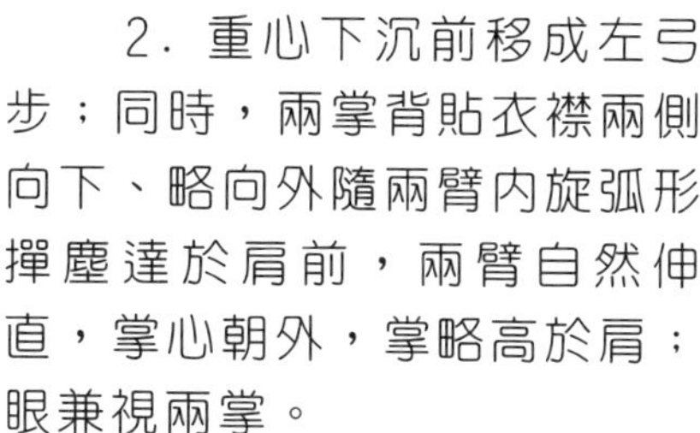

2. 重心下沉前移成左弓步；同時，兩掌背貼衣襟兩側向下、略向外隨兩臂內旋弧形撣塵達於肩前，兩臂自然伸直，掌心朝外，掌略高於肩；眼兼視兩掌。

要點提示：

1. 上步時，宜先穩定重心。
2. 兩掌撣塵時，眼隨手轉。
3. 兩臂的旋轉幅度宜大，上下肢協調一致。
4. 意守勞宮。

名稱內涵 迎風撣塵	迎風，風正面吹來。撣，除去之意。不僅撣去身體外部的灰塵，還要清除思想中的雜念，淨化心靈，取得「心全於中，形全於外」的效果。

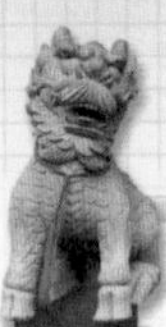

第十八式　龍得雲雨

1. 身體稍右轉，重心移至右腳，右腿彎屈，左腿伸直，左腳尖蹺起；同時，右掌向左腋下插掌，左掌向右擺掌，掌心朝下；眼看左掌。

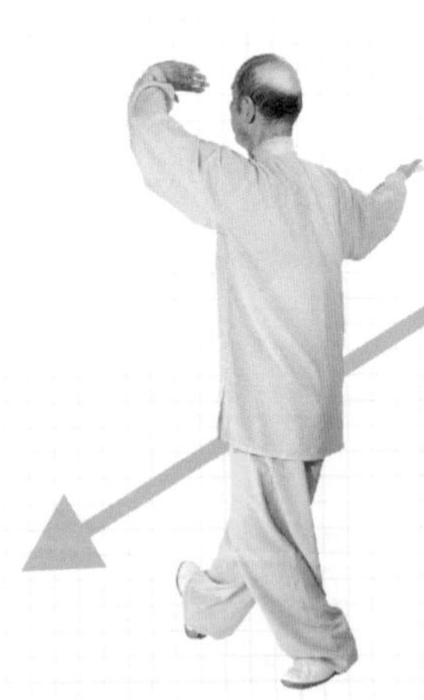

2. 身體繼續右轉，左腳內扣，接著重心移至左腳，右腳尖蹺起外擺；同時，右臂外旋，右掌心朝上向右平擺至身體右後方；左掌隨左臂內旋向右繞行至額前；眼看左掌。

名稱內涵　龍得雲雨

《周易》曰：「雲從龍，龍起則生雲。」雲行於天，人們就以雲代天。古時候飾物多飾以捲曲的雲頭，似乎取托瑞於天之意。據說，有青雲出現，則表示國中有好道之君。典型的祥雲為五色雲，表示五倍的幸福。

《導引養生形體詩韻》中的「龍得雲雨」即為此意。

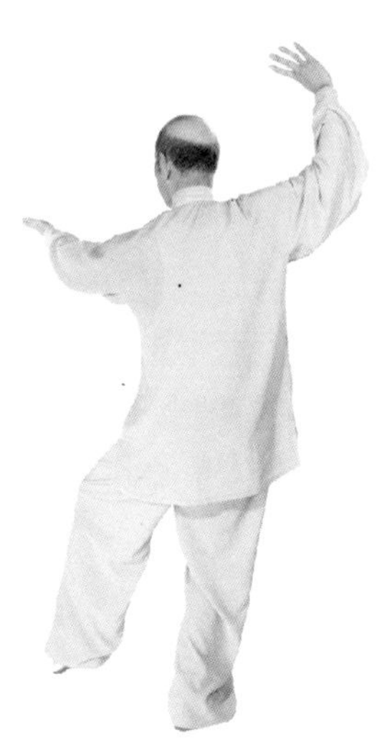

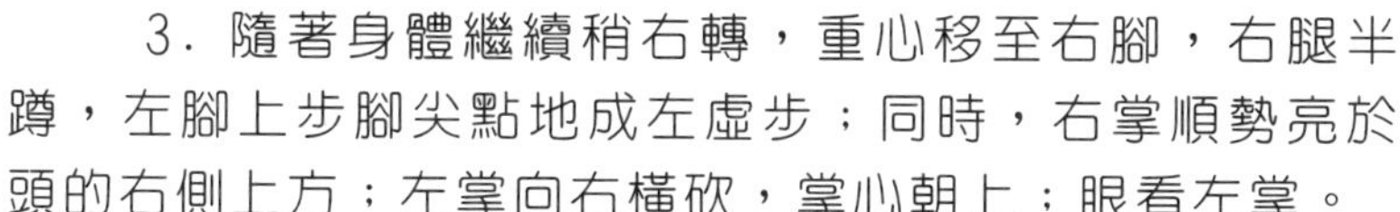

3. 隨著身體繼續稍右轉，重心移至右腳，右腿半蹲，左腳上步腳尖點地成左虛步；同時，右掌順勢亮於頭的右側上方；左掌向右橫砍，掌心朝上；眼看左掌。

要點提示：

1. 該動作的重心移換，身體的轉動和兩掌的纏繞旋擺宜協調進行。

2. 練習時，要體現出以腰帶手，兩臂、兩掌的旋轉幅度宜大，以加強對手少陰心經、手厥陰心包經和手陽明大腸經、手太陰肺經的刺激，從而提高效果。

3. 轉體時上體宜正直，動作要連貫，上下肢協調一致。

小知識	口腹不節，致疾之因，念慮不正，殺身之本。 ——《遵生八箋》

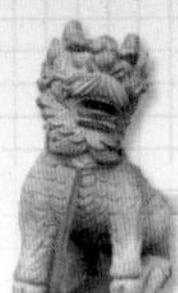

第十九式　神龜服氣

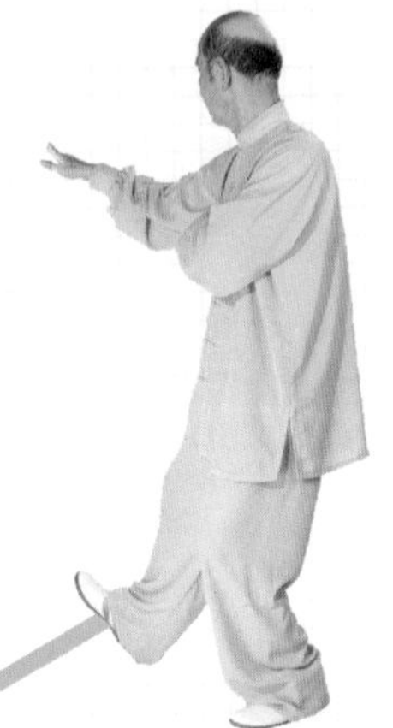

1. 身體左轉，左腳向右腳後方撤步，隨之重心移至左腳，右腿伸直，右腳尖蹺起；同時，左掌藏於右腋下，掌心朝下；右掌順勢下落；眼看右掌。

2. 身體左轉，右腳內扣，接著重心移至右腳，右腿半蹲，左腳以前掌為軸順勢碾地，使腳跟內旋；同時，右掌隨轉體向下、向左、向上繞行經面前向右後方按出，右肘微下垂；左掌隨左臂外旋由下向左上方擺起，掌心朝上；眼看右掌。

名稱內涵　神龜服氣

據古書記載，龜的壽命很長。龜與龍、鳳、麟合稱四靈。在中國人眼裏，龜隱藏著天地的秘密，龜甲的上蓋比作天，下蓋比作地，龜背有紋，傳說該紋乃天意所受，在古代大禹治水時，就有「天以河圖相授，神龜負文而出」的記載，龜在治理黃河中立下了不朽的功勞，天地為了報答它，就給了它一萬年壽命。因此，龜就成了長壽的象徵。

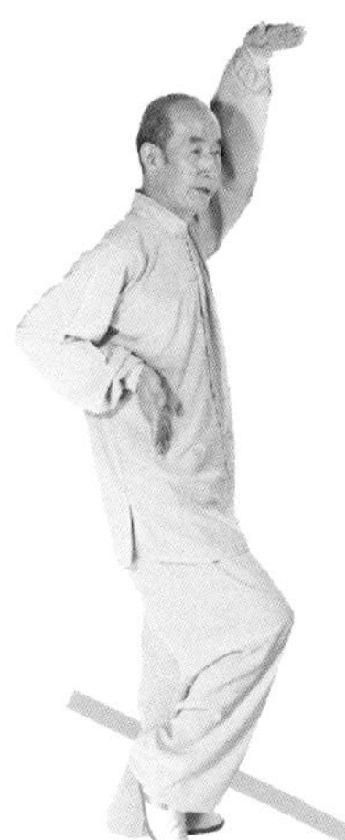

3. 身體繼續稍左轉，左腳跟再稍內收，接著重心移至左腳，右腳跟進停於左足弓內側成右丁步；同時，右掌收於右腰側，掌指朝下；左掌隨左臂稍內旋上提，掌心朝下；眼向左前方平視。

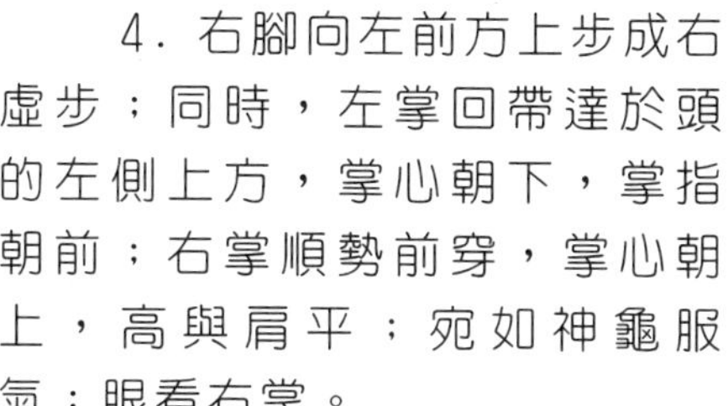

4. 右腳向左前方上步成右虛步；同時，左掌回帶達於頭的左側上方，掌心朝下，掌指朝前；右掌順勢前穿，掌心朝上，高與肩平；宛如神龜服氣；眼看右掌。

要點提示：

1. 身體的轉動和右腳上步成右虛步，重心宜平穩，上體正直，鬆腰斂臀。

2. 眼隨手動，氣沉丹田，清淨專一，服氣歸身。

小知識

人生性情最宜暢快，形神最宜煥發，此刻刻有長春之性，時時有長生之情，不惟卻病，可以延年。

——《長壽》引賴顯明語

第二十式　老翁拂髯

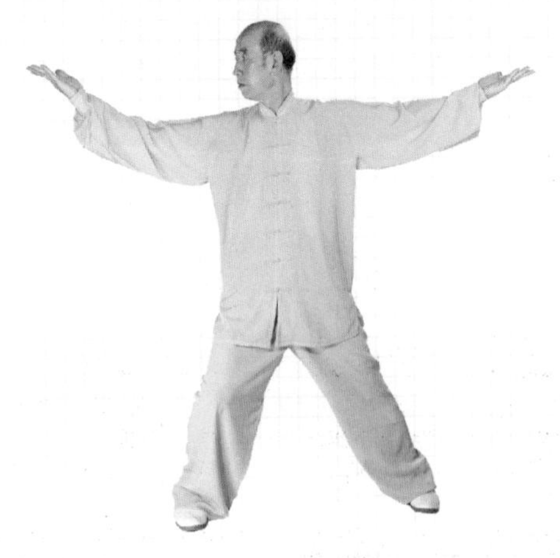

1. 右腳經左腳內側向右橫跨一步，重心移至右腳；同時，兩掌握拳收於腰側，接著變掌隨著兩臂內旋向兩側反臂托掌至與肩平，再隨著兩臂外旋使掌心朝上，眼看右掌。

名稱內涵 老翁拂髯	老翁：指老夫（老人自稱）。《禮記・曲禮上》：「大夫七十而考仕……自稱曰老夫。」泛指年過七十，頭髮蒼白的老人。 拂髯：髯，兩頰上的長鬚，或指長鬚之人。《三國志・蜀志・關羽傳》：「羽美鬚髯，故亮（諸葛亮）謂之髯。」拂，掠過之意。 《導引養生形體詩韻》中的「老翁拂髯」，是自比年邁長鬚的老壽星，手拂銀鬚，神采奕奕。

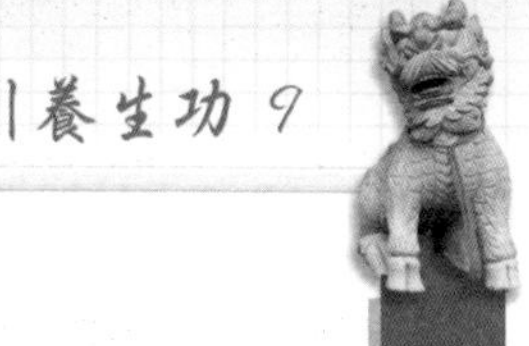

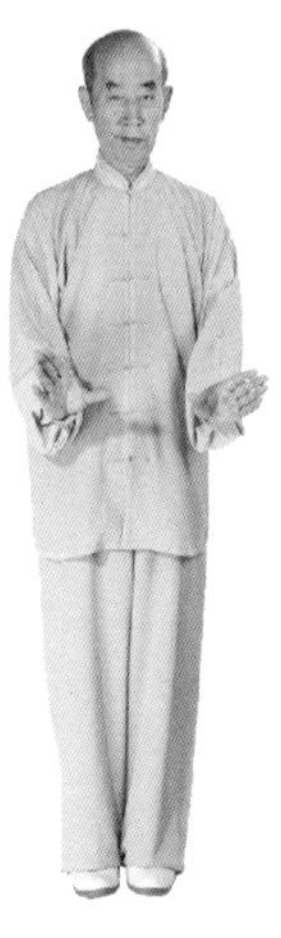

2．左腳向右腳併攏，兩腿隨之伸直；同時，兩掌隨著向裏屈腕經肩前、胸前托鬚向前下方按出，虎口朝前，食指至小指四指外展；眼平視前方。

要點提示：

1．身體充分放鬆，上下肢協調一致。

2．兩掌托鬚下按時，百會上頂，顯示出神采奕奕的風姿。

3．練功完畢，稍停片刻，再離開練功位置。

4．精神集中，意守丹田。

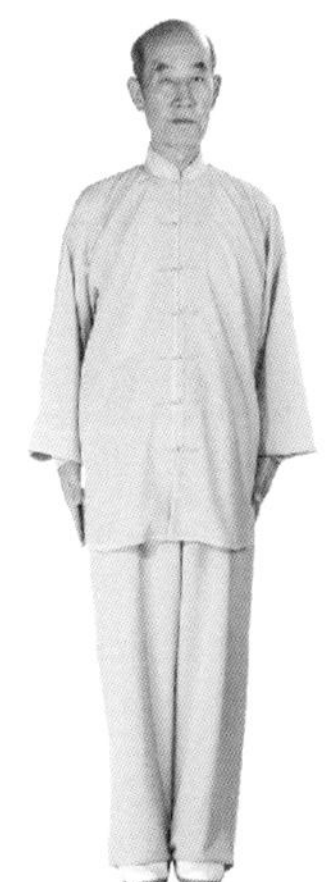

收　勢

併步站立，兩掌垂於體側；眼平視前方。

小知識

勸君莫存半點私，若存半點私，終無人不知；
勸君莫用半點術，若用半點術，終無人不識。
——《遵生八箋》

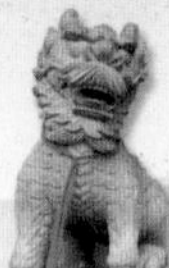

二、導引養生形體詩韻講座

導引養生形體詩韻，是導引養生功在其發展過程中所產生的一種樂舞藝術。它不僅體現著廣大導引養生功愛好者追求美、嚮往娛樂的思想感情，而且，還可以透過音樂的旋律、詩詞的薰陶和術勢的修練享受到健康長壽的幸福。經過在國內部分省市的推廣和在新加坡的試教，深受各界人士的喜愛。

下面主要談一談導引養生形體詩韻的音樂、詩詞與術勢三位一體的內在規律。

第一段　導引晨曲

歌詞：曙光映天際，晨曦驅夜空；
花草吐清新，微風拂蒼松；
簫瑟聲波起，萬衆共羽宮；
俯仰舒百骸，吐納暢心胸。

曙光映天際，晨曦驅夜空：是指天，天屬陽。我們知道，古人認識世界是從自然現象開始的，由長期的觀察，對日月星辰的運行、寒暑往來的變遷，逐漸認識到宇宙中一切事物都是不斷運動變化著的。這裏就是指陰極則陽生，陰陽互根、陰陽互為消長的規律而言。東方拂曉，一唱雄雞天下白，喚醒了熟睡的人們，披衣起床，漫步到戶外鍛鍊。因此，配上了「聞雞起舞」，以體現「喜鵲登枝迎新歲，金雞起舞報福音」的內涵。

花草吐清新，微風拂蒼松：是指地，指充滿生機的大

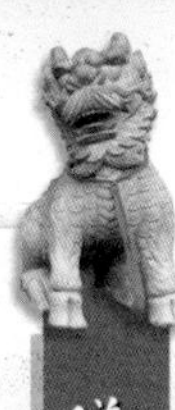

地，地屬陰。大地的春天，百花齊放，萬木爭榮；夏天，垂柳搖曳曳，蒼松迎風；秋天，花果飄香，萬象更新；冬天，瑞雪片片，寒梅點點，把大地裝點得分外妖嬈。植物的葉綠素在日光照射下把水和二氧化碳合成有機物，放出氧氣，美化了大自然，養育了包括人類在內的生物界。因此，配上了「白猿獻果」。既體現了良日良辰、山水怡情的美景，又包含著祝人健康長壽的心願。

蕭瑟聲波起：是指專為導引養生功配製的古樸典雅的民族音樂。孔子的再傳弟子公孫尼子的《樂記》云：「樂者，心之動也；聲者，樂之象也；文采節奏，聲之飾也。君子動其本，樂其象，然後治其飾。」其意是講，人之內心的感情波濤，是創造樂舞藝術的根本動力，然而這種情感不經過聲音、文采、節奏等特定手段的修飾並表現出來還不算是藝術，只有「動其本，樂其象，然後治其飾」，才能構成藝術。

導引養生功之歌這支古樸典雅的樂曲，就是梅天樂先生懷著這種強烈的思想感情創作出來的，他將音樂之美和文辭之雅融合得恰到好處。因此，一經問世，就受到廣大導引養生功愛好者的熱烈歡迎。

蕭瑟聲波起，這句歌詞配上「摘星換斗」一勢，其原因有二：

（一）該動作之結構是伸展向上的，與「聲波起」相符，可形象地表示出樂曲的高雅不俗和動作的剛勁挺拔。

（二）「摘星換斗」的「斗」，是指北斗星。北斗星自古以來就作為指示方向的星座，使人們不會迷失方向走錯路。這裏引申為練功只有尊重科學，破除迷信，方可取得有病治病，無病強身的效果。

萬衆共羽宮：萬衆是指很多人；羽宮，是中國古樂五聲

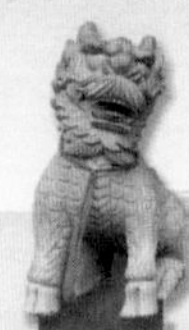

（宮、商、角、徽、羽）音階的兩個階名。這句詩的意思是衆多的人在音樂、歌曲的伴奏下，整齊有序、一絲不苟的做動作。由於「鳳凰旋窩」動作優美，迴旋圓潤，鳳凰又是傳說中的一種瑞鳥，是四靈之一，百禽之王，所以，用「鳳凰旋窩」與「萬衆共羽宮」詩詞相配，既較好地體現了一波三折古老傳統的民族風韻，又抒發著人們嚮往吉祥如意的內心世界，使音樂的聲波，詩詞的韻律及動作的瀟灑和諧地統一起來，巧妙地表達出一種多元化的藝術意境，引人回味，浮想聯翩，盪氣迴腸。

大家除了有序地做著上述的動作外，還隨著「俯仰舒百骸，吐納暢心胸」的詞曲整齊化一地完成「鵬鳥展翅」動作。鵬鳥，據《莊子・逍遙遊》記載：是由鯤變化而來，鵬鳥之大有幾千里，奮起而飛，扶搖直上九萬里。故自古就稱鵬為神鳥。

這裏是將人比作鵬鳥，由上肢的旋、擺、舉、抖，下肢的屈、伸、抓、蹺，軀幹的吞、吐、開、合，可暢通全身經絡，牽動五臟六腑，舒展四肢百骸，並通過細勻深長的腹式呼吸，將體內的濁氣充分排出，吸進大量新鮮空氣，從而保證人體心身安康，提高華夏兒女的身體素質。這正是：中華騰飛鵬程萬里，神州崛起彪炳千秋。

概括來說，第一段主要是體現天、地、人三者合一觀。天為陽，在上；地為陰，在下；人立身於天地之間，取日月之精華，采天地之靈氣。

大自然的清新氣韻與人們所追求的美好心態有機地結合了起來，從而達到淨化大腦，美化身軀，陶冶情操，優化心靈的目的。

第二段　動韻風範

歌詞：導引養生功，自律百脈通；
身心息兼練，精氣神共榮；
靜似秋月夜，動若柳隨風；
穩如泰山固，剛凝柔韻中。

導引養生功：泛指「舒心平血功」、「益氣養肺功」等 30 多套功法。

自律百脈通：是指透過練功可促使全身十二經脈和奇經八脈暢通無阻。中醫認為，經絡不通則痛（病），通則不痛（病）。故暢通經絡對強身健體至關重要。「形體詩韻」及導引養生功全部動作，均有暢通經絡的顯著作用，從而實現「阻者通之」、「淤者導之」、「積者散之」、「攣者舒之」的目的。

身心息兼練：是指由練習取得調身、調心、調息的效果。調心，與存想、坐忘相似。其目的是使大腦淨化，排除一切雜念，忘卻煩惱，收心求靜。調身，是指由「熊經鳥伸」的動作導引，達到養形的目的，使關節滑利，肌肉豐滿，骨骼堅實，韌帶富有彈性等。調息，是指通過吐故納新，即通過細勻深長的腹式呼吸提高呼吸系統和五臟六腑的功能。

精氣神共榮：這裏所說的「精」，一是指精、血、津液在內的、構成人體和維持生命活動的精微物質。二是指促進人體生長、發育和生殖功能的基本物質——腎精。

這裏所說的「氣」，一是指由肺吸入體內的空氣和脾胃從飲食中汲取的水穀精微之氣的結合——宗氣；二是指

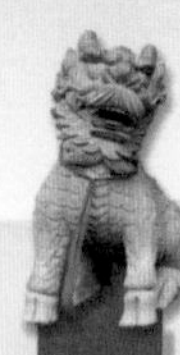

由脾胃化生的水穀精氣中最富有營養作用的物質——營氣；三是指具有護衛肌表、抗禦外邪，控制汗孔開合、調節體溫、溫煦臟腑、潤澤皮毛的衛氣。

「神」，是人體生命活動現象的總稱，包括精神意識、思維情感、知覺運動等。

一言概之，精、氣、神雖然作用各異，但三者之間是互相滋生的，互相制約的。精充氣足則神全，神躁不安則傷精，精氣不足則神浮而不寧。只有精氣神充盈健全，才是健康長壽的保證。「導引養生形體詩韻」和導引養生功在這方面具有顯著作用。

由於「單臂擎天」一式，氣勢雄偉，通天貫地，猶如旭日懸頂，福地呈祥，並具有上述所講到的這些練功實效，故以此勢來代表整個導引養生功。

靜似秋月夜，動若柳隨風，穩如泰山固，剛凝柔韻中，這四句實際上是指「形體詩韻」及導引養生功的靜態和動韻。練功時，首要的是心靜。欲心靜，環境安靜至關重要。而秋夜降臨，月白風清，可謂良辰寧靜的最佳季節。故「靜似秋月夜」一句，配上了「推窗望月」的動作。

柳，特別是垂柳，當微風吹來的時候，其輕盈舒展，瀟灑飄逸的神態使人賞心悅目。因此以「嫦娥舒袖」動作相配之。嫦娥，是神話傳說中后羿之妻，后羿從西王母那裏請來了長生不老之藥，嫦娥偷吃後成仙，飄向月宮。由於廣寒宮裏只有玉兔和桂樹，嫦娥感到很無聊，所以，她穿上舒展寬長的衣服翩翩起舞。故「嫦娥舒袖」動作與「動若柳隨風」歌詞相配。

「穩如泰山固」一句，主要是講，做動作時要像泰山一樣穩健。泰山是五嶽之首，雄偉壯麗。泰，就是吉祥安泰的意思。過去皇帝登極，頭一件事情就是登泰山祭天，以求國泰民安。「穩如泰山固」的詩句，配以「推山填海」和「孤雁出群」兩個動作，一方面表現穩如磐石，堅不可摧；另一方面，還融進了雁傳佳音，吉祥如意的祝吉之語。因為鴻雁是傳遞資訊的使者。

「推山填海」來源於「精衛填海」。相傳華夏始祖之一的炎帝有個女兒叫女媧。一天，女媧到東海游耍被水淹死，死後身子化為一種鳥，叫精衛。由於被淹死的緣故，化為精衛的女媧對東海懷有深仇大恨，立志填海報仇。於是精衛每天都從西山銜來樹木石頭填充東海，久之而平。後世人們借用這個故事來形容不畏艱難困苦，意志堅定的頑強精神。

「剛凝柔韻中」配以「二龍戲珠」的動作。龍是我國傳說中最大的神物，最大的吉祥物，為四靈之首。古人把龍分為四類：天龍代表天的更新力量，地龍掌管地上的泉水和水源，神龍能興雲布雨，護藏龍看守著天下的寶物。《說文解字》云：「龍，鱗蟲之長，能幽能明，能細能巨，能短能長。」意思是說，龍的身軀變化多端，曲折婉轉。故用「二龍戲珠」體現導引養生功和「形體詩韻」中的「剛凝柔韻中」是很恰當的。這裏既體現著動作的形似和神似，又寓含著風調雨順、五穀豐登的徵兆。

第三段　作意目的

歌詞：增智抗衰老，沉疴自化融；
莫道回天力，潛能無盡窮；
八互和四樂，道合情誼濃；
青春添瀟灑，生命登高峰。

增智抗衰老：練功能夠增智，可從功後腦電波的變化得知。實驗表明，練功後，a 波能量集中於額區，而正常人（不練功的人）腦電圖 a 波（頻率８～１２周／秒）只在枕部能量集中，在額部則異常分散。

科學家認為，前額區是從神經過程轉向意識過程的地方，是人腦意識活動的重要區域。還有人認為，前額區是與下丘腦聯繫最為明顯的皮層區域。因此，前額 a 波能量集中優勢的出現，可能與前額——下丘腦的接通密切相關。練功可能由提高腦神經的暢通水平，使大腦從敏感地接受外界資訊轉向有效地增強人體內部的聯繫。

這說明練功可以提升人集中注意力和記憶力的機能，即使人變得更聰明。（引自林中鵬《氣海拾零》）

關於練習導引養生功可以抗衰老的問題，我們曾經對導引養生功的各套功法均作了練功前後的測試和臨床應用，證明它可以有效地提升心肺功能，增強脾胃功能和肝腎功能，提升人體免疫力等。除此以外，經常堅持科學練功，對一些慢性病和疑難雜症也有較好的防治作用。

因此，配上了「風掃殘雲」的動作。其意是表明練功祛病，猶如秋風掃落葉一樣，潛藏著很大的力量。回天力，比喻力能夠轉移難以挽回的事勢。因此，配上「雙龍戲水」的動作。

說到「八互和四樂」，為什麼配以「平沙落雁」？主要是由於完成「平沙落雁」動作時，兩掌的側舉上擺，恰好形成一個「八」字，而上肢的屈肘和下肢的屈膝又恰好是四肢的默契協作，故將二者相配，合為一體。

「道合情誼濃」採用「迎風撣塵」姿勢相配，是取其兩臂兩掌的貼身撣塵裏合前擺，它是肢體鍛鍊和精神修養融為一體的象徵。既撣去衣服外表的灰塵，又撣去（消除）腦海中的紛紜雜念。

「青春添瀟灑」，是講透過練功使人青春常駐。欲使人青春常駐，主要應採用能體現平安無恙、萬事如意的術勢，故「龍得雲雨」由此而被匹配。

「生命登高峰」是練習導引養生功的根本目的。據古書記載，神龜的壽命很長。龜與龍、鳳、麟合稱為四靈。在中國人眼裏，龜隱藏著天地的秘密。龜甲的上蓋比作天，下蓋比作地，龜背有紋，傳說該紋乃天意所授。在古代大禹治水時，就有「天以河圖相授，神龜負文而出」的記載，龜在治理黃河中立下了不朽的功勞，天地為報答它，就給了它一萬年壽命。因此，龜就成了長壽的象徵。

老翁拂髯，是指百歲壽星，手拂銀鬚，神采奕奕的神態。有詩贊曰：「鶴髮童顏歌百歲，德輝彤史祝千秋」。故用「神龜服氣」和「老翁拂髯」二式，體現「生命登高峰」的詞意，實乃珠聯璧合，相得益彰。

總之，「導引養生形體詩韻」的創作，好比一杯「淨流」的酒，雖無奇香，但卻味甘清醇。

從動作上看，它樸實無華，清新幽雅，虛實相生，剛凝柔韻；從套路編排來看，它段落清楚，疏密得當，取勢合理，顧盼呼應；從整體風格來看，它既有剛勁挺拔、蒼古多姿之美，又有露中有藏、平中見奇之姿；從養生修心的角度來看，它既體現了防止「物極必反」的中和思想，主張「節」與「和」，使人體各種機能不受傷害的內養特色；又體現了人們執著追求的「形與神俱」而盡終其天年的達觀態度和美好願望。希望大家喜歡。

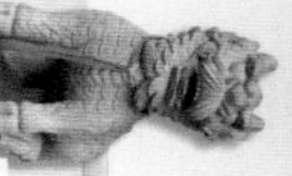

導引養生功之歌

詞：張廣德　梅天樂
曲：梅天樂

1 = ♭E 4/4

| (6 - - - | 6 - i - | 2 3 2 1 2 7 | 6 - - -) |

|: 3 · 5 23 54 | 3 - - - | 6 · 1 54 35 | 6 - - - | 2 · 3 12 | 61 54 3 - |

（男）1. 曙光映天際，晨曦驅夜空，花草吐清新，
（女）2. 導引養生功，自律百脈通，身心息兼練，
（合）3. 增智抗衰老，沉疴自化融，莫道回天力，

| 2 · 6 12 32 | 2 - - - | 3 · 5 23 17 | 6 - - - | 6 · 1 54 35 | 6 - - - |

（男）1. 微風拂蒼松，蕭瑟聲波起，萬衆共羽宮，
（女）2. 精氣神共榮，靜似秋月夜，動若柳隨風，
（合）3. 潛能無盡窮，八互和四樂，道合情誼濃，

| 6 3 2 1 | 6 1 5 4 3 - | 2 · 6 12 54 | 3 - - 5 | (1)(2) 2 · 3 12 17 | 6 - - - |

（男）1. 俯仰舒百骸，吐納暢心胸。吐納暢心胸。
（女）2. 穩如泰山固，剛凝柔韻中。剛凝柔韻中。
（合）3. 青春添瀟灑，生命登高峰。

| 6 3 2 1 | 6 1 5 4 3 - | 2 · 3 12 17 | 6 6 30 60 :|| (3) 漸慢 2 · 3 12 17 | 6 - - - ||

生命登高峰

三 連續套路示範

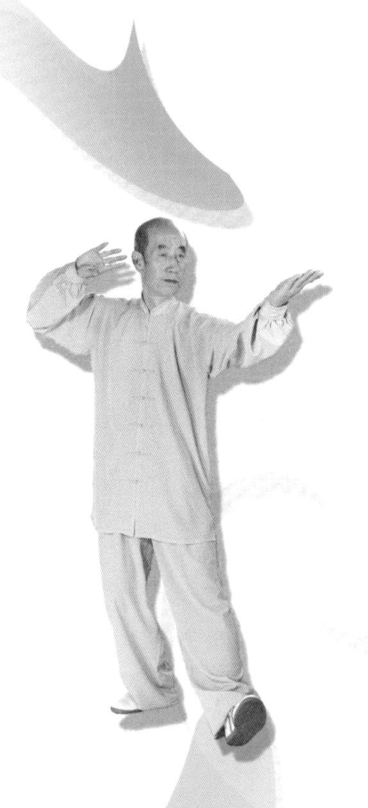

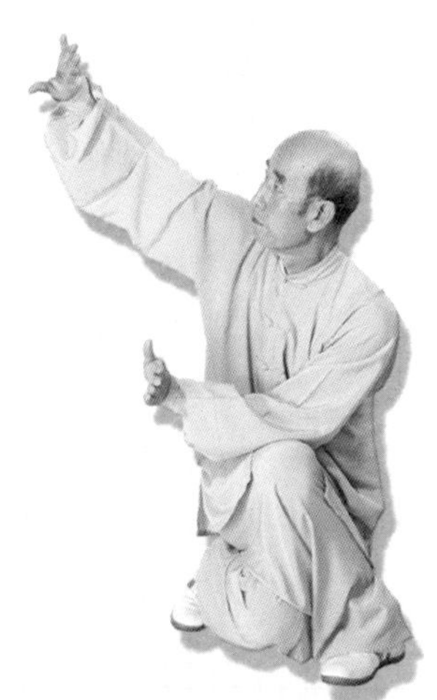

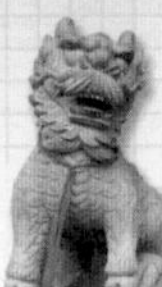

導引養生形體詩韻

一 聞雞起舞

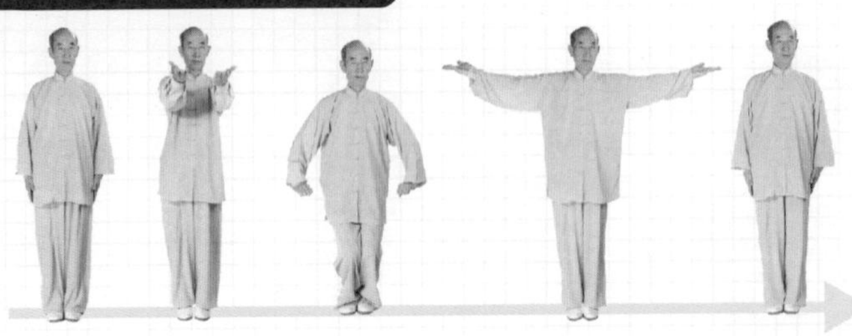

二 白猿獻果

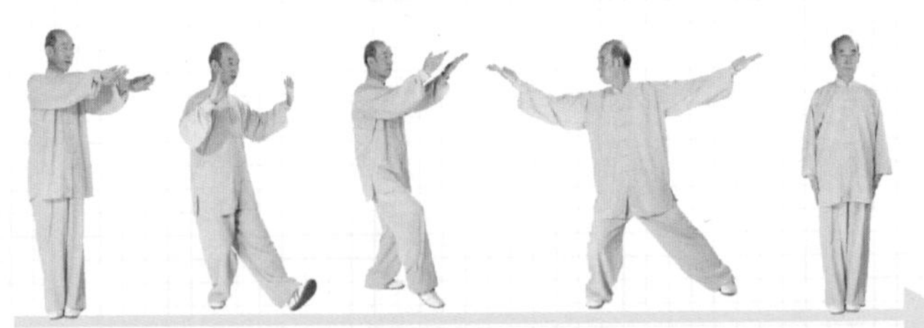

三 摘星換斗

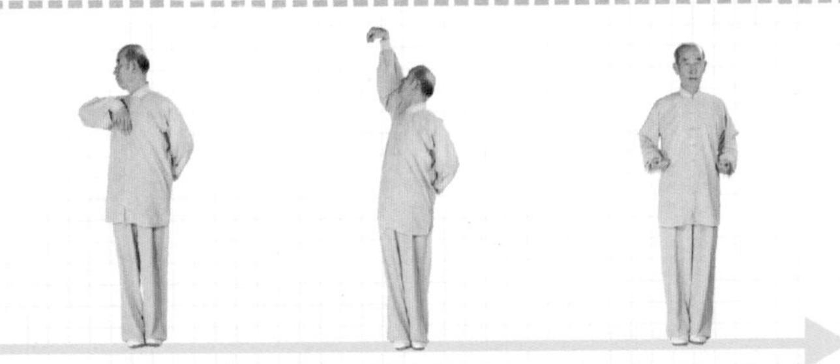

四 鳳凰旋窩

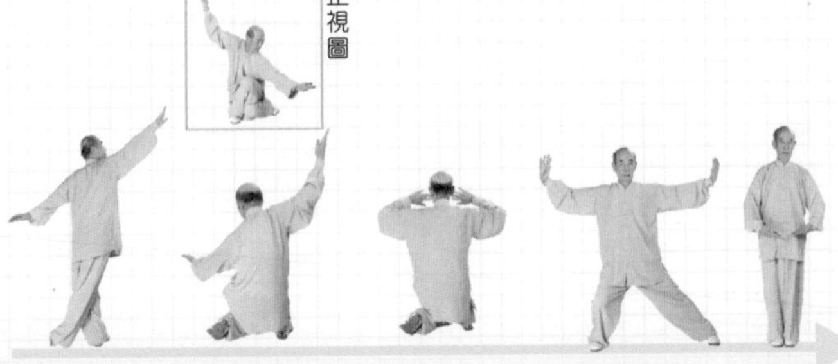

正視圖

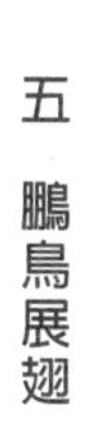

五 鵬鳥展翅

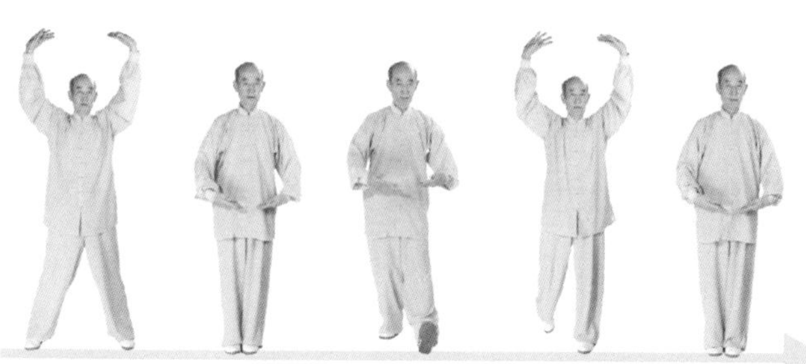

六 枯樹盤根

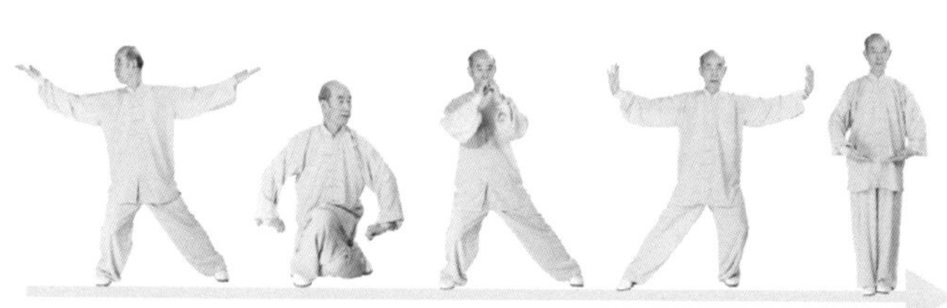

七 單臂擎天

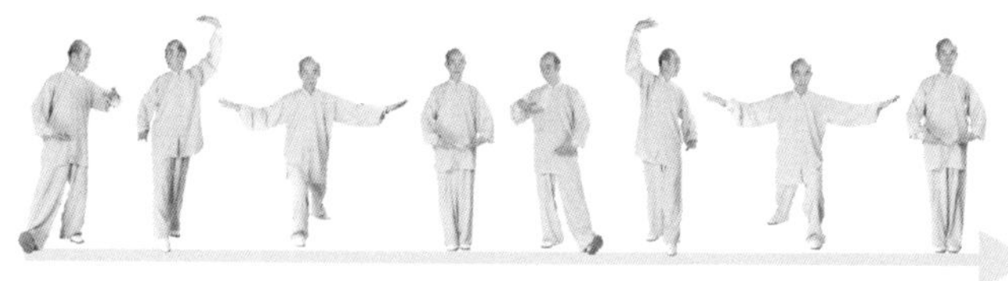

八 推窗望月

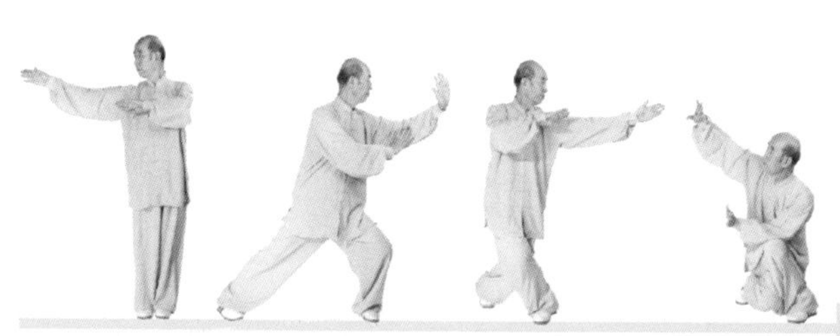

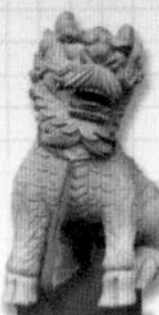

九 嫦娥舒袖

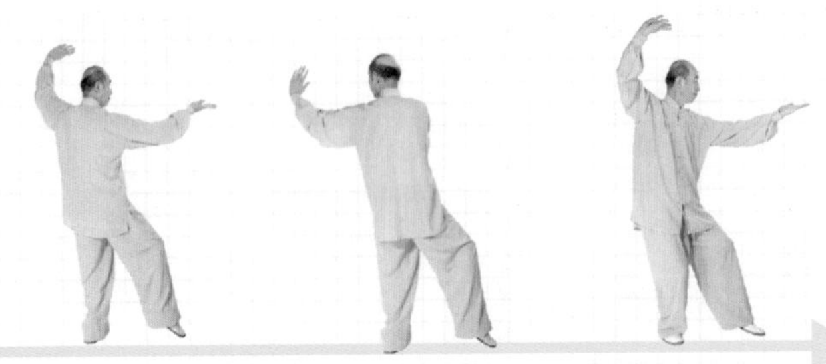

十 推山填海

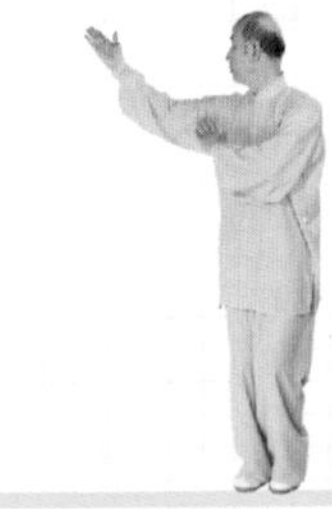

十一 孤雁出群

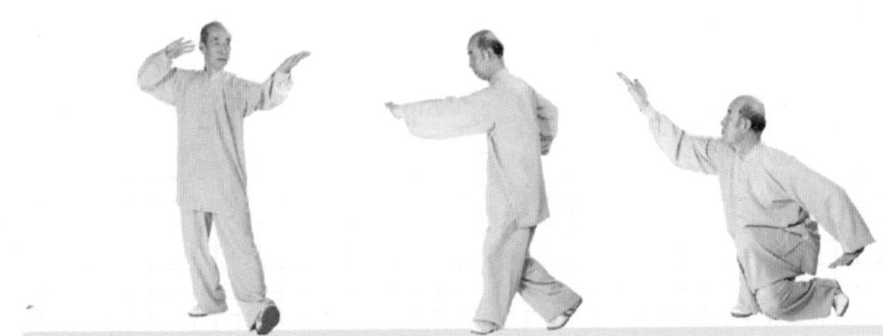

十二 二龍戲珠

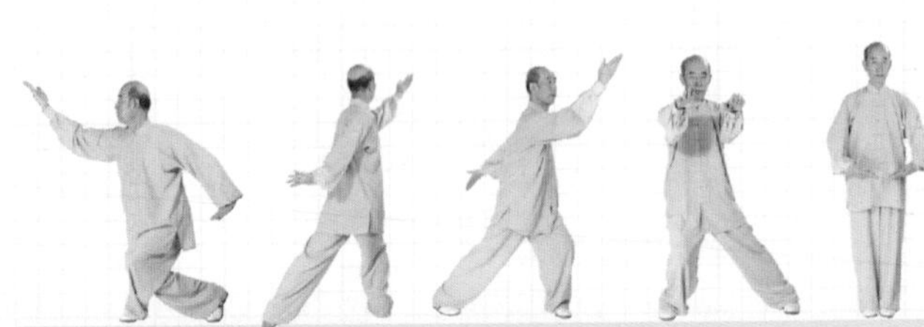

十三 枯樹盤根

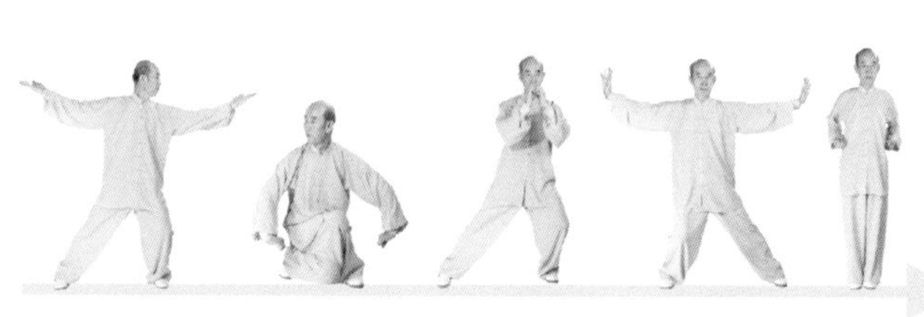

十四 風掃殘雲

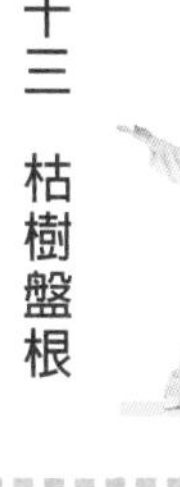

正視圖

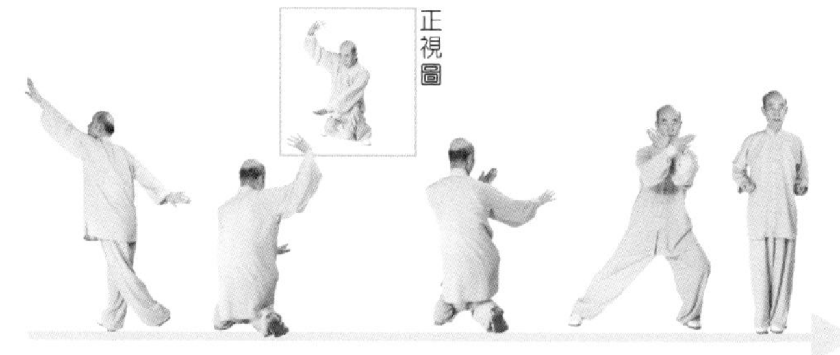

十五 雙龍戲水

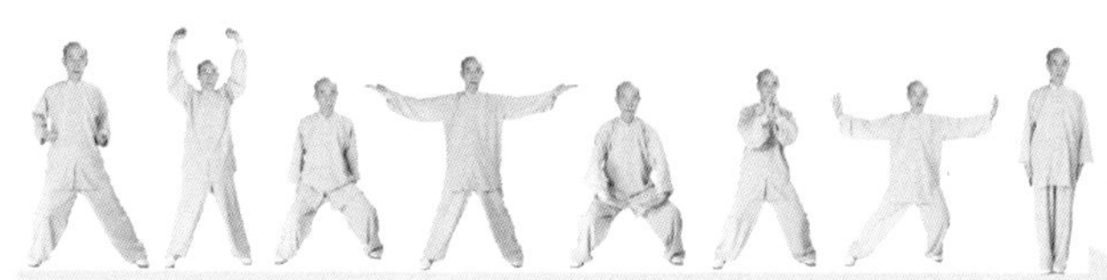

十六 平沙落雁

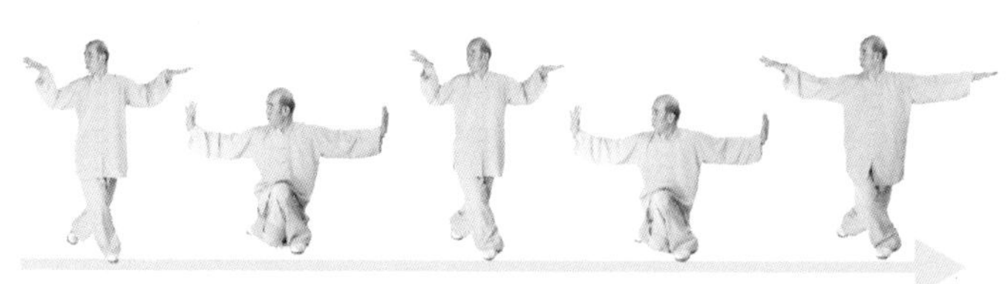

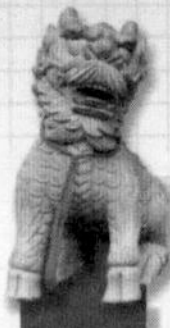

十七 迎風撣塵

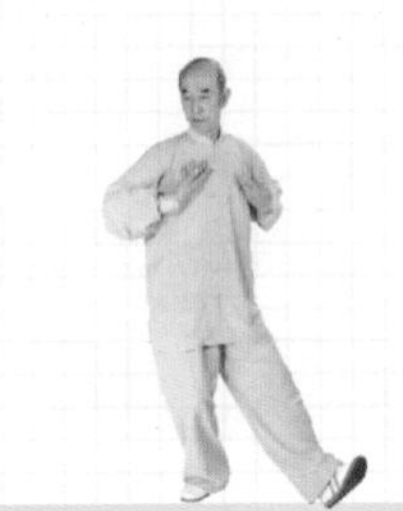

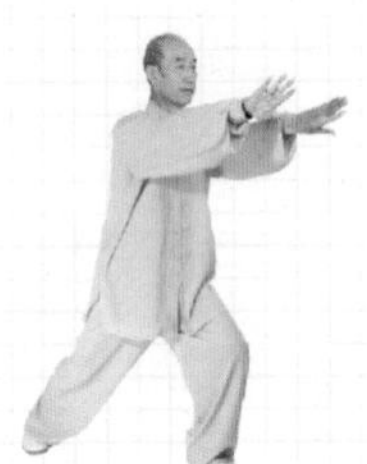

十八 龍得雲雨

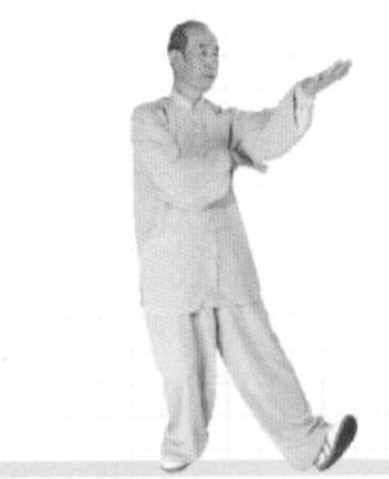

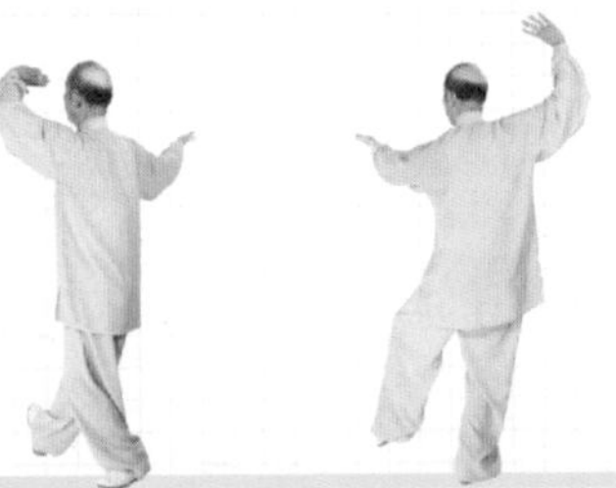

十九 神龜服氣

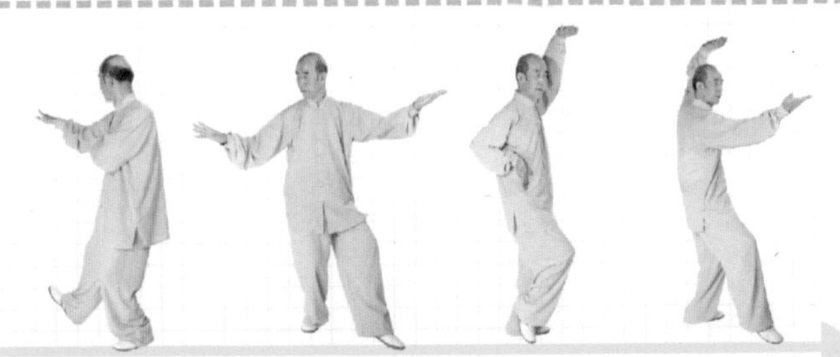

二十 老翁拂髯

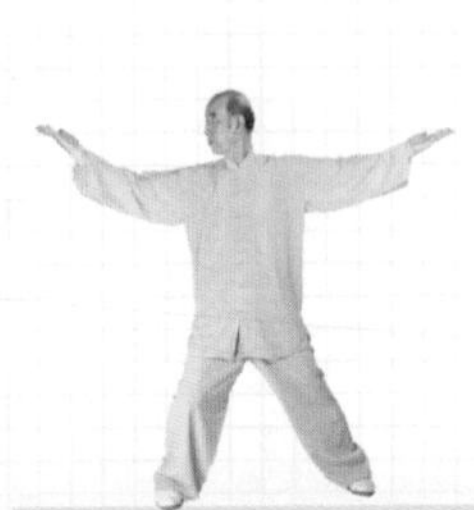

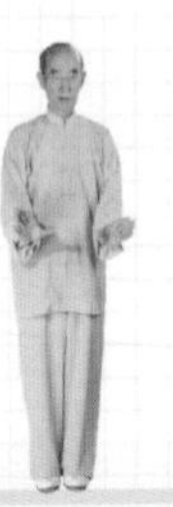

收式

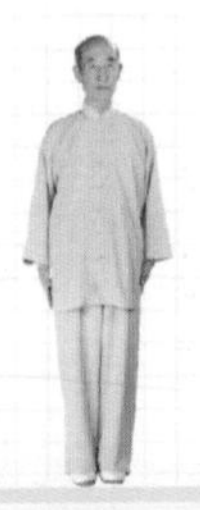

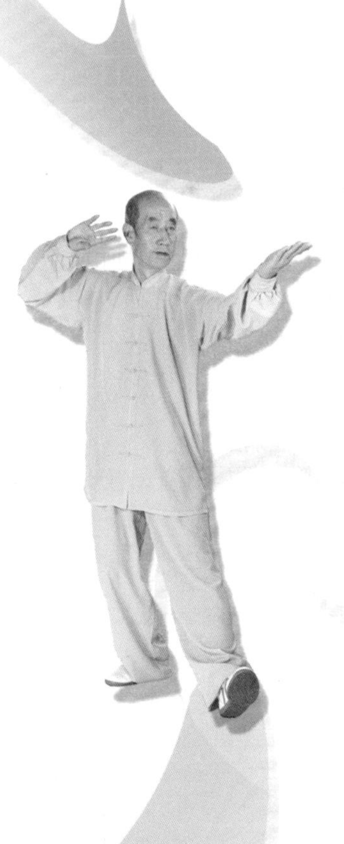

四 經絡圖

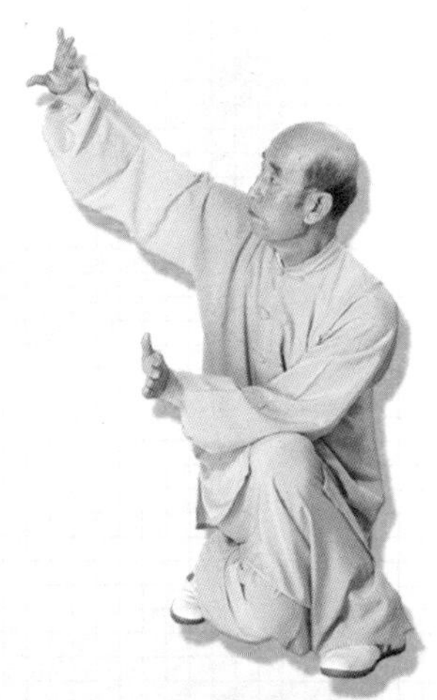

手太陰肺經

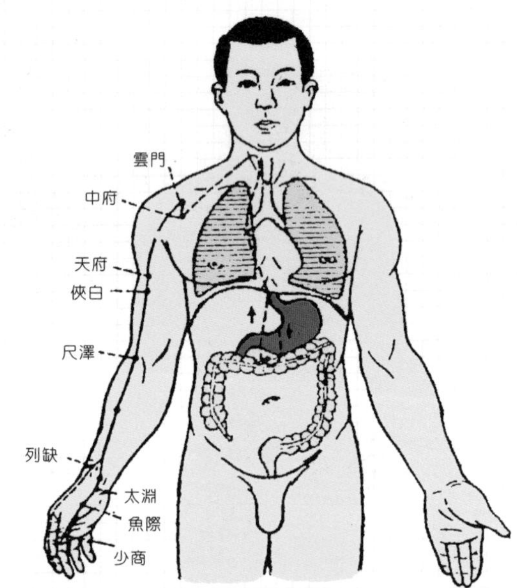

手陽明大腸經

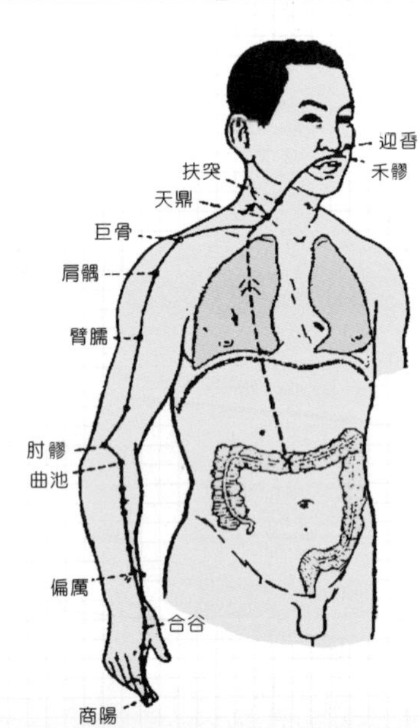

足陽明胃經

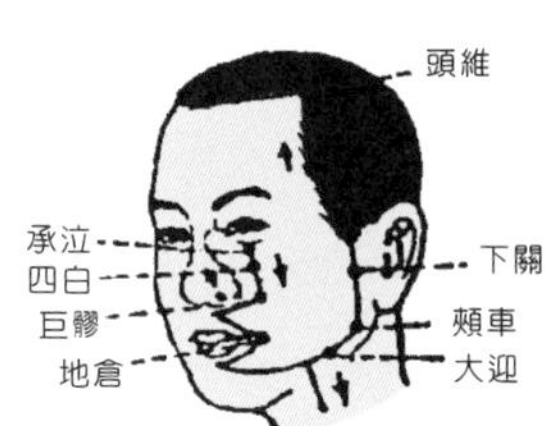
頭維
承泣
四白
巨髎
地倉
下關
頰車
大迎

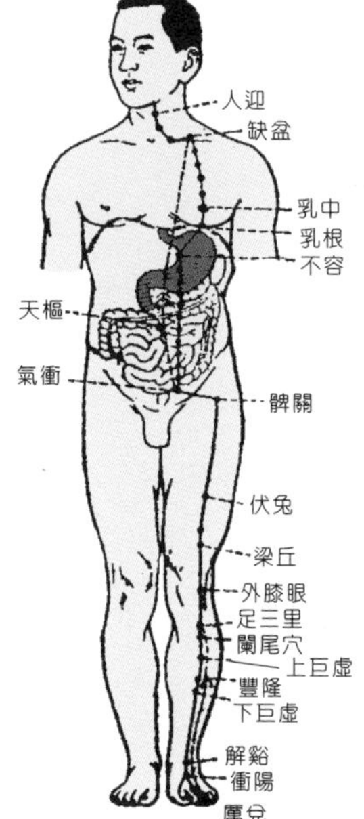
人迎
缺盆
乳中
乳根
不容
天樞
氣衝
髀關
伏兔
梁丘
外膝眼
足三里
闌尾穴
上巨虛
豐隆
下巨虛
解谿
衝陽
厲兌

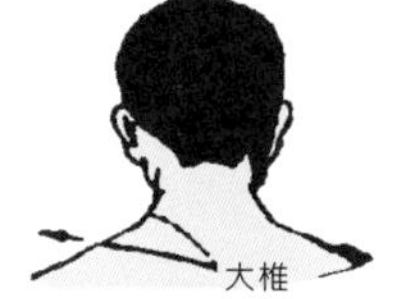
大椎

足太陰脾經

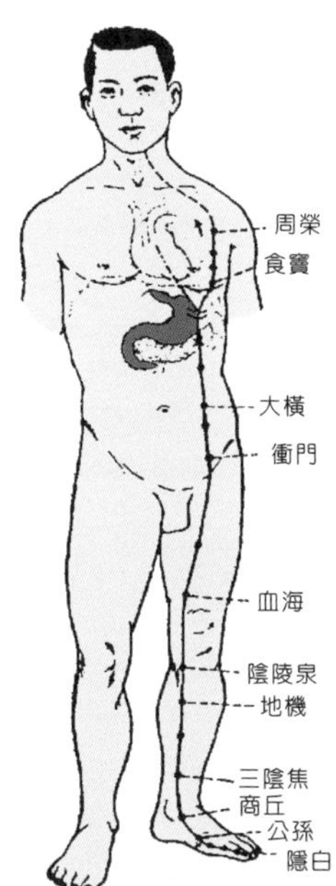
周榮
食竇
大橫
衝門
血海
陰陵泉
地機
三陰焦
商丘
公孫
隱白

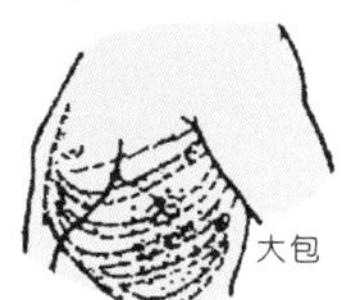
大包

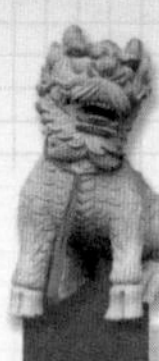

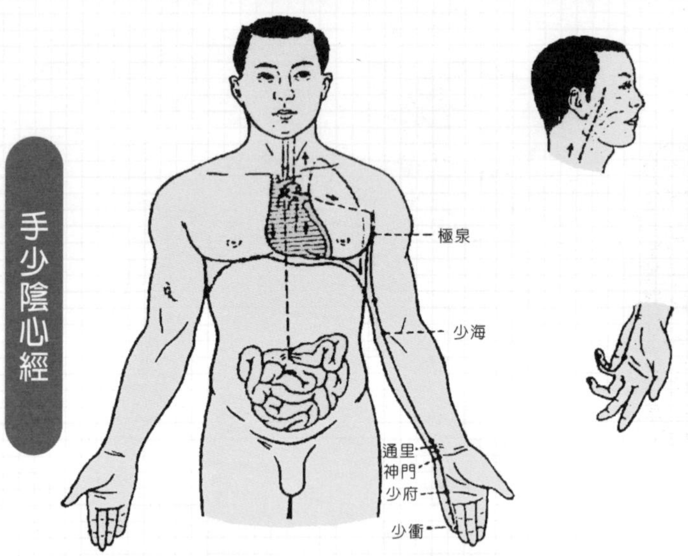

手太陽小腸經

肩中俞
肩外俞
曲垣
天宗
臑俞
肩貞
小海
支正
養老
陽谷
後谿
少澤
聽宮
顴髎
天容
天窗

足太陰膀胱經

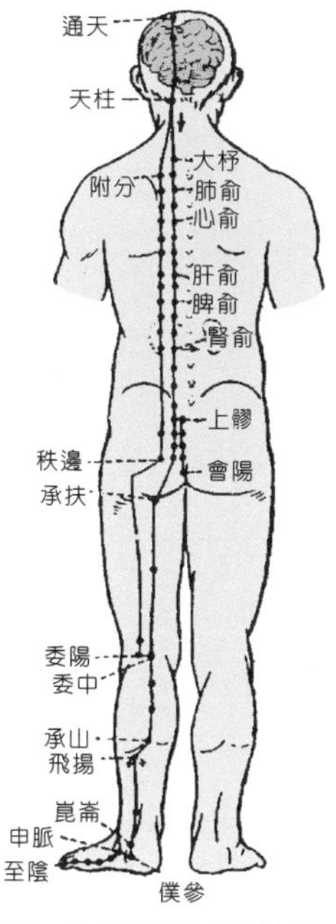

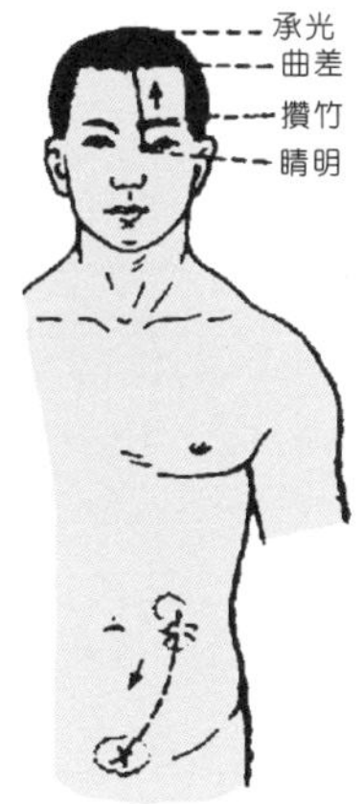

足少陰腎經

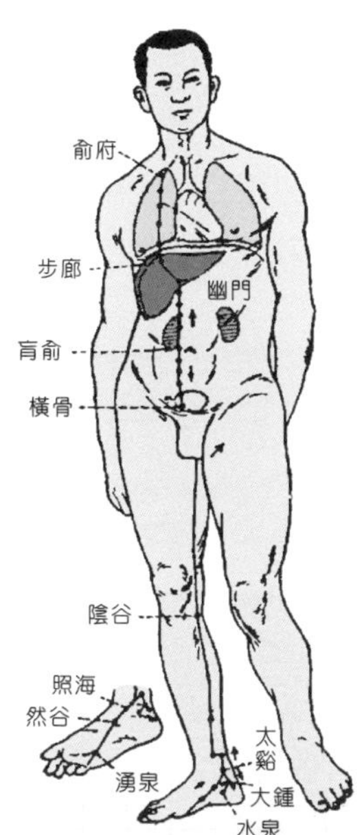

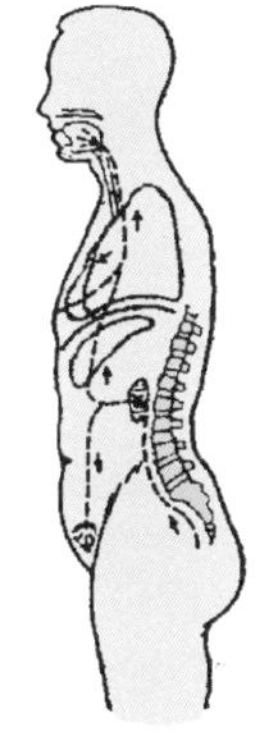

手厥陰心包經

天泉
天池
曲澤
郄門
間使
內關
大陵
勞宮
中衝

手少陰三焦經

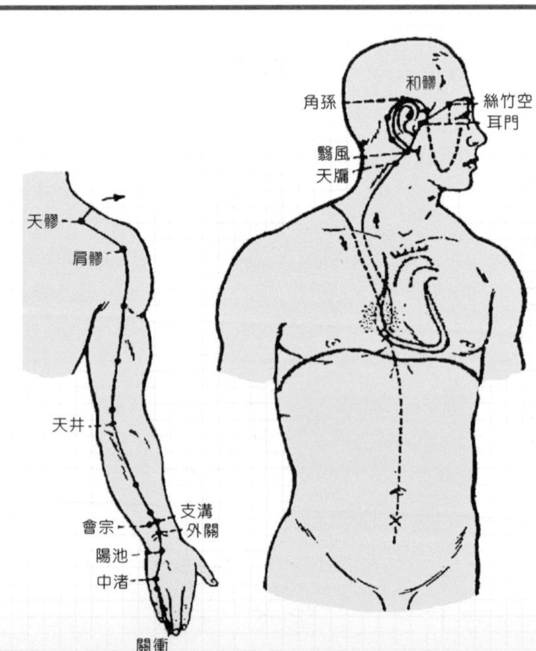

足少陽膽經

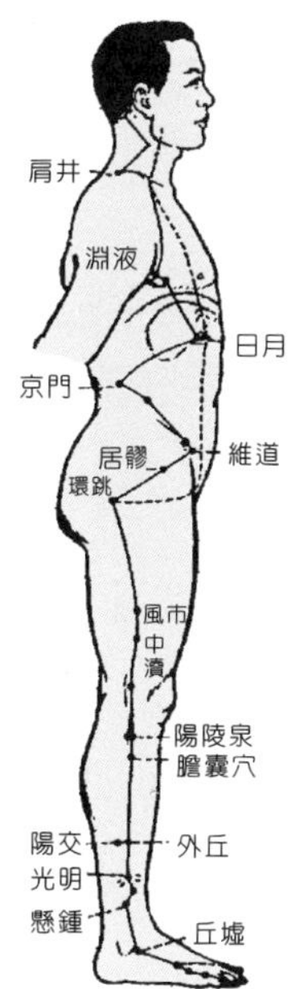
肩井
淵液
日月
京門
居髎
維道
環跳
風市
中瀆
陽陵泉
膽囊穴
陽交
外丘
光明
懸鍾
丘墟

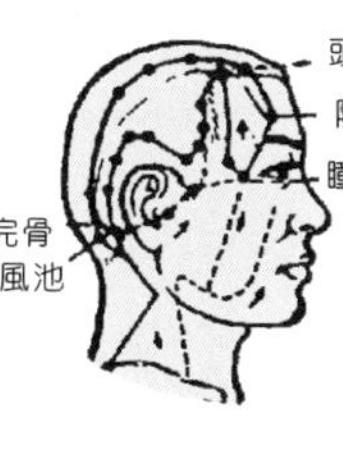
頭臨泣
陽白
瞳子髎
完骨
風池

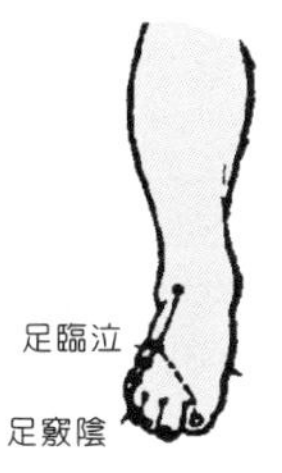
足臨泣
足竅陰

足厥陰肝經

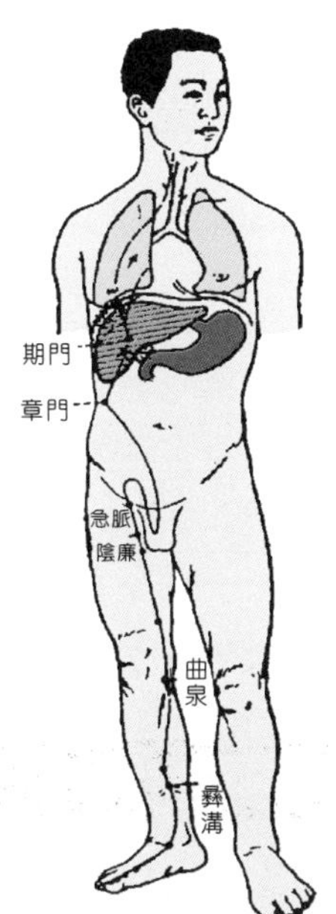
期門
章門
急脈
陰廉
曲泉
蠡溝

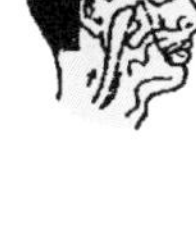

導引養生功 系列叢書

◎ 1. 疏筋壯骨功
◎ 2. 導引保健功
◎ 3. 頤身九段錦
◎ 4. 九九還童功
◎ 5. 舒心平血功
◎ 6. 益氣養肺功
◎ 7. 養生太極扇
◎ 8. 養生太極棒
◎ 9. 導引養生形體詩韻
◎10. 四十九式經絡動功

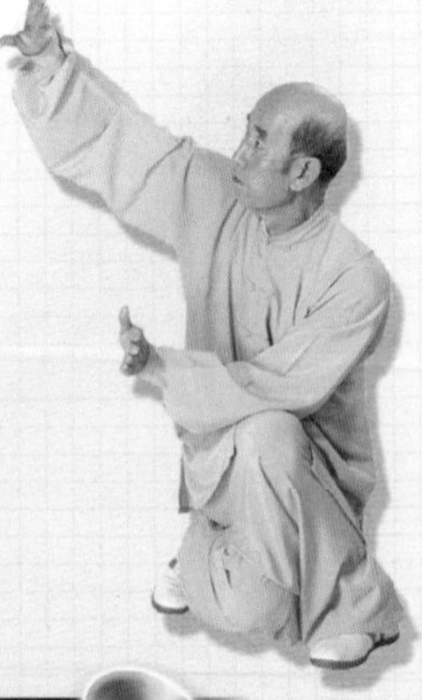

張廣德　養生著作

每冊定價 350 元

全系列為彩色圖解附教學光碟

大展好書　好書大展

品嘗好書　冠群可期

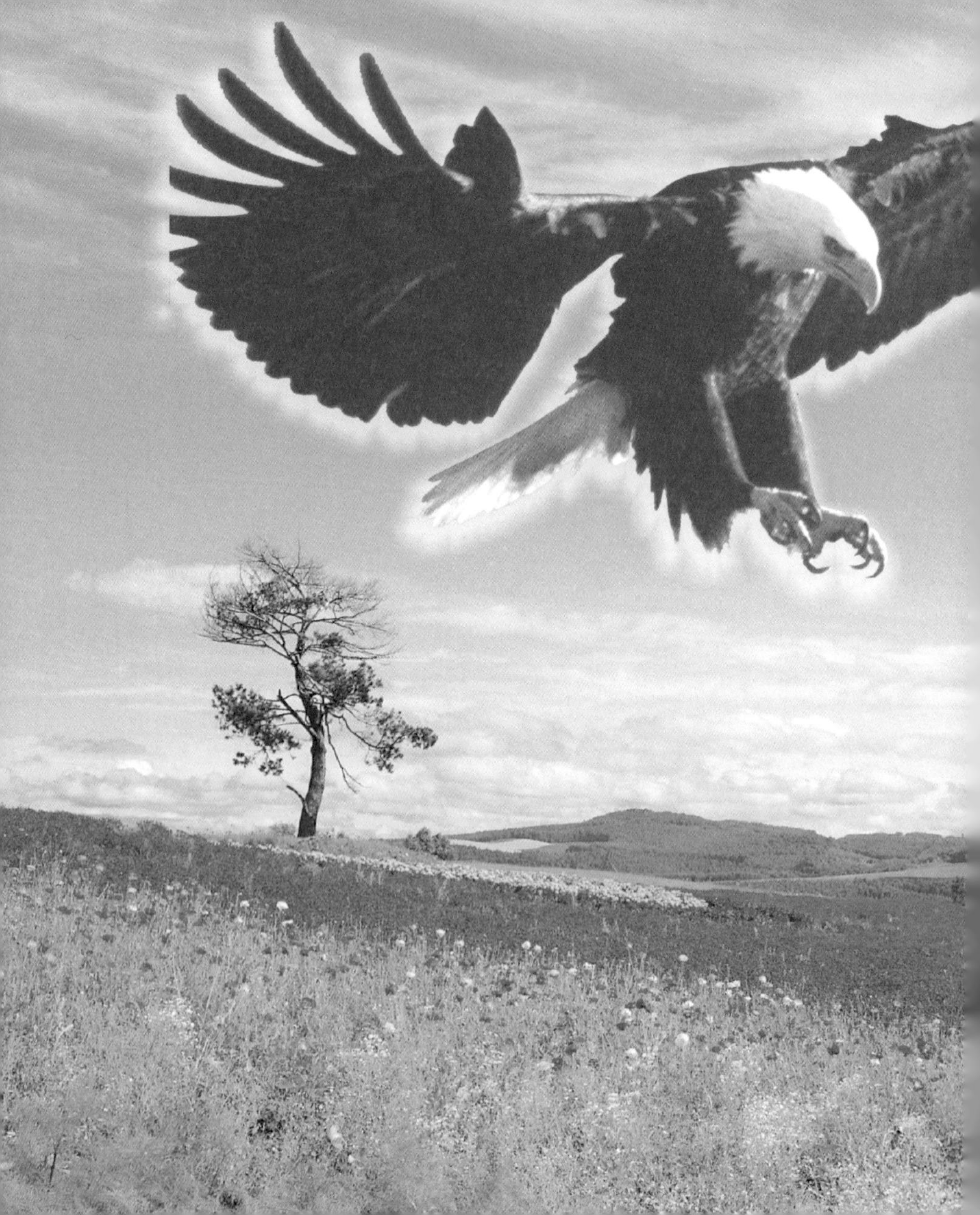